# 中医妇科实践录

## 阴阳四象诊断法在育龄期的应用

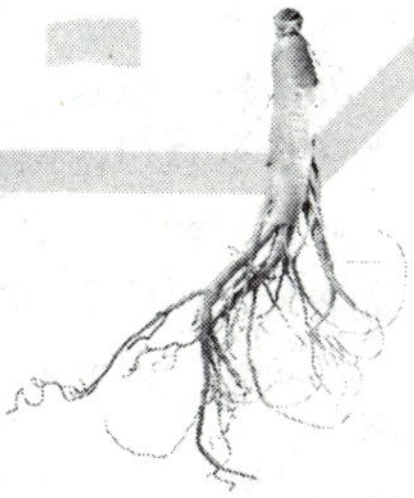

■徐友文 著

中医古籍出版社

**图书在版编目（CIP）数据**

中医妇科实践录：阴阳四象诊断法在育龄期的应用/徐友文著. —北京：中医古籍出版社，2011.12

ISBN 978-7-5152-0100-9

Ⅰ.①中… Ⅱ.①徐… Ⅲ.①妇科病-中医诊断学
Ⅳ.①R271

中国版本图书馆 CIP 数据核字（2011）第 250806 号

**中医妇科实践录**

——阴阳四象诊断法在育龄期的应用

徐友文 著

**责任编辑** 张 磊
**装帧设计** 人文在线
**出版发行** 中医古籍出版社
**社　　址** 北京市东直门内南小街 16 号 （100700）
**经　　销** 全国各地新华书店
**印　　刷** 北京振兴源印务有限公司
**开　　本** 710mm×1000mm 1/16
**印　　张** 12.75
**字　　数** 98 千字
**版　　次** 2012 年 3 月第 1 版第 1 次印刷
**书　　号** ISBN 978-7-5152-0100-9
**定　　价** 30.00 元

# 序

师弟徐友文天资聪颖，热爱祖国医学，对内经、难经、类经，阴阳学说，潜心钻研，颇有心得，是吾师苏州妇科名医王慎轩晚年入室弟子，学习妇科专业，创立阴阳四象诊断方法，治疗女子不孕症，疗效显著。际此所著中医妇科实践集刊出之时，特乐于介绍。

九十二老叟 陈丹华书

二〇〇三年夏

注：陈丹华　原南京中医学院妇科主任医师

易经素孕玄机
医林早有攻错

徐君友文，攻机灵通易经，为医坛宿耆王慎轩先生晚年入室弟子。今以天体日月之朔闰人体胞宫之奇。借育经期基础体温变化为例，揭以经之陈说，发前人所未发。我比妇科且垂垂老矣，望医林贤达寄于探讨鉴之

八二叟 俞大祥题
于补读居

注：俞大祥　苏州中医院内科主任医师、教授

# 自　序

余自1968年跟随我国著名中医王慎轩学习，专攻妇科。上世纪八十年代初赴南京中医学院进修学习，并取得中医士资格。之后，长期在苏州市雷允上药店坐堂行医。

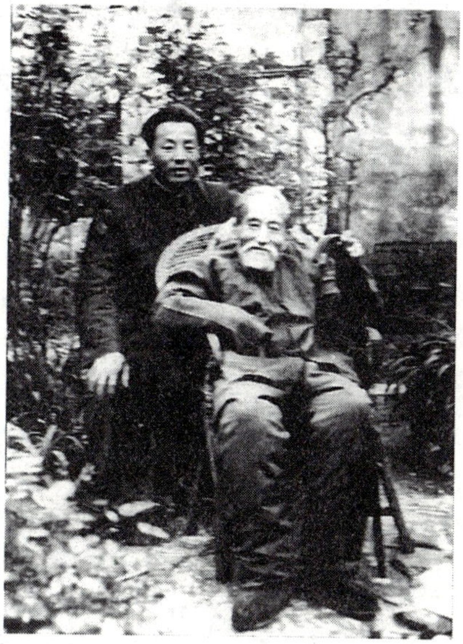

恩师王慎轩（前坐者）与作者的合影

因妇女生育之特征，使之较男子的病症多且杂。妇女自有月经起即具备孕育功能，但会因素体较弱、慢性的内科疾病、妇科疾病、生理功能欠佳、精神因素、生活状况等原因引起月经失调，最终导致妇女不孕。西医对此未能有很好的调理作用，而中医能根据妇人的个体对症下中药，整体调理身体。

目前中医望闻问切的操作性较差，没有几十年的经验是较难做出准确判断的。余在三十多年的中医妇科诊疗中，发现育龄期女子的基础体温用中医阴阳学说来解读，可直观地对病症下药治疗，较之中医的望闻问切有了理性的提高，患者也可通过基础体温曲线对自己的病症治疗过程有个把握。余把此方法命名为“阴阳四象诊断法”。对此，本书将有详尽的介绍。在应用阴阳四象诊断法的过程中，余曾经调查统计过700多例不孕患者，治疗成功率达85%。用此方法能对妇科疾病精准下药，使患者的生理机能、身体状态在短时间内得到明显改善。

阴阳四象诊断法是余毕生进行中医妇科学习、研究和实践的结果，希望能为广大中医爱好者及患者提供有益的帮助。

徐友文

二〇〇九年十月

# 目 录

## 第一篇 阴阳四象诊断法理论

## 第二篇　阴阳四象诊断法的应用

## 第三篇 应用阴阳四象法诊愈案例

备注：随书附赠基础体温测量表格

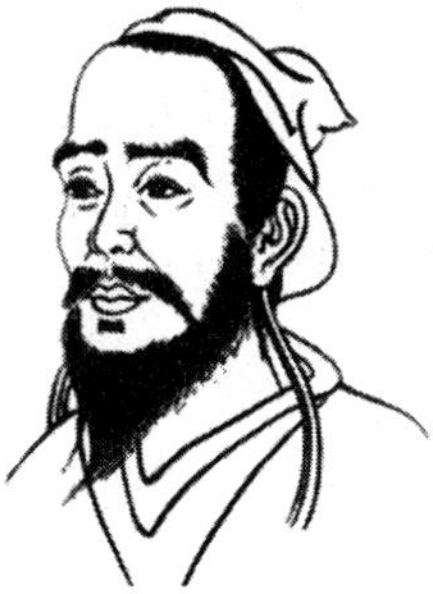

# 第一篇
# 阴阳四象诊断法理论

# 第一章 概述

现代医学妇科领域中，育龄期女子的基础体温被发现后，便迅速推广应用于全国各医院的妇科临床中。

现代医学研究证实，育龄期女子月经周期中的基础体温是由内分泌激素的产生及转化形成的。在临床上，通常根据患者的基础体温直接注射或口服相应激素，补充、中和体内的激素水平，以达到调节病态基础体温的目的，治疗因内分泌失调造成的月经失调疾病。这一方法从理论上讲是无懈可击的，但在实践中却有诸多不尽人意之处，因为人体必竟不是化学实验室。

目前，从中药中提取激素治疗内分泌失调引起的月经失调是中西医都在研究的热点。但是余认为治疗疾病，不应单从一个点（如内分泌失调）出发，而应考虑到整个人体的阴阳状态。我们可以用中医理论分析病态基础体温，用中药调治病态基础体温，治疗因内分泌紊乱引发的月经疾病、妇科疾病、妇女不孕。

余认为，必须把基础体温的形成机理，用中医理论解释清楚，只有这样才能充分发挥传统中医辨证论治优势，有根有据地选择中草药，调动并调节妇女自身的内分泌功能，达到治愈妇女月经失调的目的。换言之，妇女的月经正常，妇科疾病治愈，病态的基础体温自然恢复正常。基础体温正常，孕育即在其自然之中。

余为了能用中医理论解释基础体温的形成机理，攻读了《内经》、《难经》、《类经》等中医古籍，研究其中的阴阳、四象、八卦、五行生克，并研读历代中医妇科著作，参考多种著名阴阳学说书籍，对各种阴阳八卦图作展开曲线图分析，终于得出唯有《类经》中阴阳四象图方能解说基础体温转化曲线的形成机理。

基础体温转化曲线用阴阳转化曲线解出后，能充分发挥传统八纲辨证法以阴阳为总纲的辨证优势，从而选择中药燮理阴阳，平衡阴阳，即用阴阳四象辩证法开出精准的中药方，调治病态基础体温曲线。

余在临床实践中，根据此法用中药调补胞宫阴阳及整体的阴阳虚实，促使基础体温恢复正常标准。基础体温的达标，不但意味着内分泌的正常，而且说明整体阴阳业已恢复正常，一切内科、妇科疾病自然康复。

余将此法在临床上应用，不但能快速治愈内分泌失调引起的各类妇科疾病，也成功治愈了大量不孕症患者。少则一个月左右，多则半年，一般在三个月内即能见效。

# 第二章　阴阳四象诊断法的术语

## 一、育龄期

《内经》曰："女子……二七而天癸至，任脉通，太冲脉盛，月事以时下，……七七任脉衰，……天癸竭，地道不通，故形坏无子也"。女子月经的来潮，是繁衍后代的标志。在正常情况下，女子自第一次月经来潮起，即具备生育能力，直到四十九岁左右绝经之后生育功能消失，这一具有生殖能力的年龄段，称作**育龄期**。

## 二、基础体温

育龄期女子的月经是正常的生理活动。随月经周期性的生理变化，能在早晨睡眠初醒时的口腔舌下，测出这一生理活动的周期性体温变化，这种周期性的体温变化曲线叫作**基础体温**。

### 三、胞宫阴阳转化曲线

采用中医理论中的阴阳学说，根据《类经》阴阳四象图的展开曲线，解说女子胞宫这一奇恒之腑，在月经周期生理活动中的阴阳转化规律特性、胞宫阴阳物质的运行、转化过程，即解说基础体温形成机理的曲线，称之为**胞宫阴阳转化曲线**。

### 四、阴阳四象诊断法

用中医阴阳学说中的阴阳四象转化曲线，解释育龄期女子月经周期的生理转化，即能得出基础体温的低向期是太阴和少阳当值的阴中有阳的阴值期，基础体温的高向期是太阳和少阴当值的阳中有阴的阳值期。

用标准胞宫阴阳四象转化曲线为准绳的标准基础体温，去对照患者的病态基础体温，剖析该女子月经周期中所患疾病在不同时段的阴阳属性，判定阴中有阳、阳中有阴的阴阳虚实的具体含量、阴阳失衡程度、阴阳转化状况，以便正确选择中药，顺阴阳转化规律校正阴阳，促使恢复阴阳四象的平衡和正常运行，这一诊断方法便是“**阴阳四象诊断法**”，简称四象诊断法。

# 第三章　阴阳四象诊断法的优点

1. 四象诊断法对育龄期妇女的妇科疾病，具有诊断方法简便、辨证正确可靠、处方简单扼要、确保药物的针对性等特点。中医治病用药的关键在于正确地辨证。解出胞宫阴阳四象转化曲线，应用四象诊断法正是解决了如何正确辨证用药的问题。

2. 四象诊断法加强了育龄期女子疾病的望、闻、问、切四诊法的正确性，为选择中药材组合方剂调补阴阳，提供了有力的可视性数据，同时提出了投药应顺应阴阳转化规律的时段性概念。

3. 四象诊断法可以根据病态基础体温，直观地分析胞宫阴阳四象盛衰状况，用中药调治胞宫阴阳四象，且能直观地考察用药后的效果。因此可以说四象诊断法为中医妇科疾病的诊断，闯出了辨证和用药的新途径、新方法。

4．四象诊断法对开发研制妇科经、带、胎、产中成药，以及在筛选和选择药物组方过程中，都具有参考性指导意义和实用性验证意义。

5．四象诊断法不但可以作为妇科门诊的主要辨证方法，而且可以利用现代通讯手段作远距离的遥控诊断。同时为西医使用中药提供了捷径。

6．四象诊断法不但可以对育龄期妇科疾病作诊断治疗，而且能以基础体温正常与否，来自我检测女青年生理发育程度、育龄期妇女内分泌激素水平，从而达到有病自先知，小病早治疗的目的。女子经常测基础体温，可以确定是否处于亚健康状态。

7．四象诊断法可以预知因胞宫阴阳四象长期失调，引起的各种内分泌失调的妇科慢性疾病，如：子宫肌瘤、卵巢囊肿、乳房肿块、面部雀斑、生理功能衰退等。

8．四象诊断法对妇女后天的功能性不孕，更能充分发挥其辨证用药的正确性，故能达到疗程短、成功率高、药资少的效果。

9．四象诊断法对高龄育龄期妇女的进补提供了进补方向。

10．四象诊断法对即将绝经妇女出现的更年期症状，能做到正确辨证、正确施药，对更年期症状有效控制。

11．四象诊断法对育龄期中发生的疑难杂症，能起到确辨阴阳属性的作用。

# 第四章　阴阳四象诊断法溯理

为阐明和应用阴阳四象诊断法及基础体温形成机理，特对阴阳学说、阴阳图象选择、阴阳转化规律、胞宫阴阳转化与脏腑阴阳转化的关系、调治胞宫阴阳的药物等，作进一步的具体介绍。

## 第一节　阴阳学说与中医理论的概况

阴阳学说是中国古代哲学中的朴素辩证法和方法论，是古人用来解说自然界各种事物变化的说理工具。几千年来，阴阳学说广泛渗透于我国的天文、地理、军事及其他社会科学中，医学更不例外。早在周景公四年（公元前541年），医和的“六气致病论”中已有应用阴阳的记载。而《内经》对阴阳学说则作了更充分的发挥。一部《内经》自始至终以阴阳为总纲，系统阐明了人体的生理和病理、人体与自然界的联系，为中医学的发展奠定了理论基础。几千年来中医学与阴阳学说有着难以分割的不解之缘，至今，中医的四诊八纲辨证法，仍以阴阳为总纲。

因为几千年来阴阳学说、阴阳八卦图像广泛应用于各个领域，所以难免混入糟粕，只有去伪存真地学习阴阳学说，探讨阴阳之中的奥秘，才能得到有益的启发。例如十六世纪德国科学家莱布尼兹，从阴阳八卦中得到启发，发现了二进位制数学，后来二进位制数学应用于现代电子计算机中。因此，科学探讨阴阳八卦的奥秘，对发掘中医药宝库，具有极大的指导意义。相反，不作选择、不加详细分析地应用阴阳，很容易落入误区进入歧途。

## 第二节　阴阳八卦图象的概况

几千年来，古人用阴阳学说解说事物时，因事物性质的不同，创制了许多不同的阴阳图像，故流传至今的阴阳图像、八卦图像种类繁多，不胜枚举。但万变不离其宗，它们都源于伏羲阴阳八卦及周文王阴阳八卦，并且依据阴阴八卦图的形状可分为圆形阴阳图及平面方阵阴阳八卦图。

阴阳图是阴阳学说中解说事物、推导事物的具体图表型式。阴阳图在接触具体事与物之前是空洞无物的纯理论，该理论主旨为：阴阳具有均衡对立的二个极性侧面，二个对立侧面又是互根的、统一的。即一个阴阳图中具有对立互根的阴和阳二个侧面，无论圆图或方阵图，阴与阳均衡地各占一半。

## 第三节　阴阳的平衡性

阴阳的平衡是指在阴阳的圆图或方阵图中，阴与阳的分割是平均的，阴阳各占二分之一。在圆形阴阳图上，八等分的直径线、六十四等分直径线上，它们二侧的阴或阳的数值、质量也是对等的，相对称平衡的。因此讲正常阴阳及正常生理阴阳时，阴阳二侧的质量是平均对称的。故正常阴阳是平衡的阴阳，而病理的阴阳是失去平衡的阴阳，在图上可以明显看出，阴阳之间的中心分界线明显向一侧偏移。因此阴盛阳衰、阴虚阳盛等病理术语经常出现在中医的理论中。

中医理论的准则是以平衡的阴阳为正常阴阳，失衡的阴阳为病理阴阳。

## 第四节 阴阳的转化性

### 一、正常的阴阳转化

阴阳在任何时候、任何状态下都是不可分离的一个整体。阴阳在一定的条件下会进行转化。阴阳转化不仅体现在地球自转等自然现象中，也体现在诸如交流电、磁极等物理现象中。阴阳转化运动有其自身的特定规律性、严格的数学性、物理性及哲学性。阴阳在特定条件下的正常转化，是阴往阳来，阴动阳亦在动的整体运动。

阴阳转化曲线的形状则由所采用阴阳圆图的内含阴阳形状决定的，尤其是解说由一种物质转变为另一种物质的感应行为时，由不同的阴阳图象中不同的阴阳形状，便会得出不同形状的曲线。所以说，在解说事物的阴阳转化时，正确选择阴阳图像显得极为关键重要。

例如在电工学交流电中，因为阴阳具有二极性，在运转中虽然阴阳是同轴、同方向旋转的，但因其中阴阳极性的区别，犹如单相二极交流发电机中的一对 S N 磁极。阴阳圆图中的转化曲线呈“S”型走向，它又与单相二极发电相线圈电流方向图一致，一半顺时钟走向，另一半必是逆时钟走向，所以阴阳转化产生的感应轨迹线，半条是正向的，半条是负向的交变双向曲线。

而阴阳四象诊断法是参考上述电工学交流电的阴阳理论，认为育龄期妇女的正常阴阳转化是平稳的阴往阳来，可以用来解释正常生理现象。育龄期妇女正常的基础体温是平衡的阴阳转化曲线，阴与阳二侧的展开线是正负对称、长短相等、均衡的双向曲线。

## 二、非正常阴阳转化

非正常阴阳转化是相对正常阴阳转化而言的。正常的阴阳转化只有一种，而不正常的阴阳转化则是无规律的、捉摸不定的、无序的，有很多种。

例如重阴必阳、重阳必阴的阴阳转化，它没有阴阳的转化概念，没有阴阳具体物质的等量概念，转化速度也不是均速性的，所以它的转化曲线在还原后的阴阳图上，可以明显看出阴阳中心分界线偏移，阴阳的失衡，乃至阴阳圆图的严重失圆性，甚至是畸形。这类阴阳转化在中医理论中是属于不正常的病理阴阳。它像股市曲线一样虽有阴阳的转化现象，但任何时候都包含着起伏不定的不确定因素。

## 三、正常的阴阳转化与非正常阴阳转化的区别

正常阴阳的转化曲线正向与负向曲线高低是对称的，正向与负向转化的时间是相同的。非正常阴阳的转化曲线是不对称的，甚至是紊乱的。

以标准阴阳图而言，一种标准阴阳圆图只产生一种标准转化曲线。而非正常阴阳的转化所产生的转化曲线，其数量却多得难以统计。用这些非正常的转化曲线还原作出的阴阳图，必然是杂乱的非标准的病态阴阳图。

中医理论是以平衡的阴阳为标准去分析不正常的阴阳，以不正常的阴阳来解说病因、病机、病理现象。中医药治病的最终目的无非是用药纠正人体失衡的阴阳，纠正人体紊乱的阴阳。

## 四、阴阳转化的方式

阴阳转化是阴阳对时间测点而言的相对运动，其中

包含二种方式：

一种是阴阳作旋转式运动，而观测点静止定位于一固定位置上。随着时间的推移，定时观察阴阳旋转状况，并按时记录所观测到的阴和阳，把测到的阴记在中心分界0线（水平时间线）下面，把观测到的阳记录于水平线上面，当阴阳旋转一周后，所得到即是阴阳转化曲线。

另一种是化学、生物、自然事物的阴阳转化，是肉眼看不见的阴阳转化运动，只能随时间测点的推移，定时观察它所感应出的阴阳物质，并记录于中心水平线二侧。然后，再根据记录的转化曲线，去推导阴阳的平衡性、物质的内存含量及转化的速度。

## 五、阴阳转化的物质能量转变性

用阴阳的转化去解说事物是有条件的，无论是生物的、机械的，还是化学的、自然科学等事物的阴阳转化，首先该事物必须是具备阴阳属性，其次必须具备促使阴阳运动的驱动能量（动力），只有这样，该事物才能产生阴阳转化。

只有具备阴阳属性的事物，通过阴阳的转化，才能产生事物的变化乃至产生感应性，亦即是说由某一物质转化成另一种物质，由某一种能量转化为另一种能量。而没有驱动能量的阴阳，尤如放于桌上的一块磁铁一样，虽然它具有南极与北极（一对阴阳属性），但由于不具备运动的条件，不具备运动的动力，便不能转化产生电能，只能随时间的迁移而消失。

## 六、基础体温由胞宫的阴阳物质感应而来

《内经》曰："女子……二七而天癸至，任脉通，太冲脉盛，月事以时下，故有子。"最早记录了女子十四岁左右，天癸至，月经准时而行。月经的来潮说明了该女子生殖系统发育成熟，已具备生育能力。

胞宫聚血为养胎，月经的来潮是无胎可养的推陈出新的排废行为。胞宫广义而言是指女子生殖系统，胞宫阴阳的转化除了发育卵子，为养胎准备物质条件，或无胎可养而行经，同时也感应出热当量。

而基础体温是胞宫的具体物质在阴阳转化时所感应出来的热当量，即温度。基础体温虽是胞宫阴阳转化的感应，但基础体温的正常与否与女子的整体阴阳、脏腑阴阳的平衡与否，有着不可分割的内在联系，任何脏腑的阴阳长期失衡或整体阴阳的失衡都会影响基础体温。

即基础体温的高与低、持续时间的长与短，不完全由胞宫中阴阳气血物质的数量和生理功能来决定。

正常标准的基础体温，能证明胞宫的阴阳、气血物质、生理功能都很正常，是健康的标志。

脱离标准的基础体温，是病态基础体温。病态的基础体温是疾病的反映，所以需要治疗调理。调治胞宫阴阳不仅需调整胞宫阴阳的载体、气血物质、生理功能，还需考虑脏腑阴阳或整体阴阳的调整。

由此而知，妇科的调经不是单用激素就能解决的，更不是用些大温大热、大凉大寒的中药单纯调节体温能解决的。

## 第五节　阴阳图象的选择

### 一、使用阴阳图必须严格选择

阴阳图象是阴阳学说中说理的图解。古人解说不同事物时所使用的阴阳图有不同的种类，但目的只有一个，即是用阴阳学说原理去探究现存事物结构、运行规律、发展趋势，从而推导该事物的未知成份、转化后的事物变异、发展中的不良因素，达到进一步了解该事物、注意或改造该事物的目的。

从古至今，由于阴阳学说渗透于中国的天文、地理、军事、社科、医学等各个领域中，古人也因解说的事物不同，使流传至今的阴阳图种类繁多不胜枚举。所以应用阴阳图象探索事物时，选择哪一种阴阳图象极为重要。只有正确选择与所求解事物相符的阴阳图，才能推导出该事物应有的最佳阴阳转化状态，从而分析现状的有余或不足，找出存在问题的环节。

衡量所选阴阳图是否准确的方法是：验证所采用之阴阳图的转化规律是否与所解之事物的已知状况基本相符，同时验证阴阳物质转化后的感应物质曲线是否符合实际。为了进一步验证所选阴阳图的正确与否，必要时可借用物理、化学、数学等其他学科来佐证。

## 二、选择解说基础体温的阴阳图

中医理论中的阴阳，一般都以平衡阴阳为主，即使是六经辨证法的三阴三阳图，也是三圈对分型阴阳图。中医辨病治病只讲究阴阳平衡、阴阳转化平稳，基本不作数学运算。

中医选择阴阳图解说生理与病理时，更需要注意所讲之阴阳是否与中医理论、已知现状符合。女子月经周期中的基础体温曲线是已知的生殖系统的体温曲线。而选择的阴阳图象解出的阴阳转化展开曲线，必须与基础体温相互一致，相互等同。

选择错误的阴阳图的转化曲线，必然不能与基础体温曲线相吻合，由此引发的后果，只能是被引入阴阳转化歧途。因此，若要用阴阳转化解说基础体温，关键在于正确选择阴阳图，只有阴阳转化曲线与基础体温曲线相同的阴阳圆图，才是正确的胞宫阴阳圆图，才能在临床中起到正确的指导意义。

近二十多年来，应用阴阳学说的调经文章、学术报告不少，但有些说法是不成立的。例如有人画一双鱼形阴阳图，并在阴阳二侧注明肾阴长、肾阳长，而文章中又强调女子月经的周期转化是肾阴、肾阳的转化，这显然是有悖于中医理论。肾为五脏之一，无时不参与整体阴阳活动，不可能专司月经，也不可能半个月长肾阳，半个月长肾阴，如是所说，谬矣。

胞宫是奇恒之腑，是专司生殖与月经之腑，与脏腑有别。它具有独立运行的一面，又有依赖脏腑物质供应的一面。脏腑阴阳转化与太阳同步，而胞宫阴阳的转化与月亮同步。所以说，只有胞宫的阴阳才是一个月阴阳转化一次，故而胞宫阴阳与脏腑阴阳转化在时间和速度上有极大差别，绝无理由把女子月经的胞宫阴阳取消，而用肾阳肾阴取代。

另有一种著名调经法则是把阴阳转化曲线画成二条抛物线。相同的二条抛物线根本谈不上阴阳有别。图中文字注明月经周期中，第一条抛物线为阴长（血），第二条抛物线为阳长（气），以此来解说女子月经周期。月经的周期是一个月，如此长气长血，岂不是把气血分离半个月之久？文中又把月经周期中的阴阳转化，说成是重阴必阳，重阳必阴的抛物线运动。这种转化曲线显然不符合阴阳转化的制图法则，不符合中医理论，更不符合阴阳转化原理。因为气与血是互根的，不可能分开生长。而重阴必阳，重阳必阴，在《内经》中是病理警示句，不是正常的阴阳转化。使用病理阴阳警示句，解说正常月经周期的阴阳转化规律，是混淆视听。

上述问题究其根源，是出在选错阴阳图，不懂展开图的画法，凭自己理解画了二条同方向的抛物线来解说阴阳转化，踏入了曲解阴阳的歧途。其所以能在当今学院中流行，无非是现下社会学术风气问题而已，这不能不说是中医妇科领域中的一大悲哀。不但权威进入歧途不能自拔，还误导了大批后学。

余经长期研究，对各类阴阳圆图都作过展开分析，才选择了《类经》中的阴阳四象图。无论其阴阳圆图或阴阳转化转开曲线，都与标准基础体温曲线吻合。

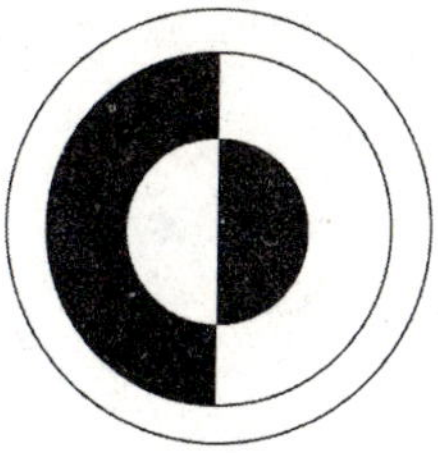
类经阴阳四象图

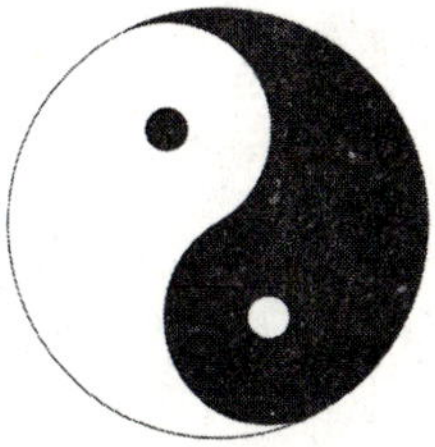
双鱼形阴阳图

由此看出，要用阴阳学说解说事物，首先要对阴阳学说有深刻了解，并具备对阴阳图的分析能力，才能正确选择阴阳图，分解阴阳图，展开阴阳圆图。只有正确应用阴阳图解说事物，才能正确应用阴阳学理论解说病理，达到准确辨证的目的。

## 第六节　阴阳图的展开

### 一、展开阴阳圆图的目的

阴阳圆图展开的目的，是为了获得阴阳在转化过程中形成的转化曲线特性。通过转化曲线获得所含阴阳物质的数量值，获得阴阳转化的运行速度值，即获得转化曲线是一种阴阳物质通过阴阳转化感应出另一物质或能量的特性曲线。通过分析转化曲线能更好解析事物、了解事物、改进事物。

余展开阴阳图的目的是为寻求一条完全符合基础体温的阴阳转化曲线，以便在中医妇科临床中根据病态基础体温，更科学地辨证论治调补阴阳，尤其对不孕的妇女，确立阴阳盛衰的数字化图表之后，设计制定更为科学的中医辨证论治方案。

## 二、阴阳圆图的展开意义

阴阳圆图的展开是为阴阳转化曲线的分析打基础。

既然阴阳圆图展开的曲线可以解说基础体温，那么病态基础体温曲线自然能还原成一个阴阳圆图，而这个圆图必然是一个不标准的阴阳图，可以为分析阴阳均衡性，判析阴阳盛衰、运行速度，提供具体视图。

将所测到的病态基础体温曲线还原成阴阳圆图，得到一个变形的病态阴阳圆图，与标准阴阳圆图比对，可直接剖析阴阳盛衰的具体位置、转化运行速度失常等具体状况，得出病症症结所在，再行校正阴阳及阴阳转化速度，以达到恢复阴阳平衡、转化正常的目的。当病态基础体温恢复标准时，即是育龄期女子妇科疾病或慢性内科疾病治愈之日。

## 三、阴阳圆图展开的画法

阴阳圆图展开图的画法，不同于普通圆的展开画法，普通的圆、圆圈、圆环在展开图上，仅是一条与该圆周长相同的直线而已。如太虚图的的展开，根据《类经图翼》解说："太虚者，太极也，太极本无极故曰太虚。"《素问·天元纪大论篇第六十六》曰："太虚廖廓肇基化元，此之谓也。"故其展开图仅一条直线。

而阴阳二仪图、阴阳四象图的展开，完全不同于普通圆图的展开。因为阴阳图中有阴阳，圆图中阴阳有各占二分之一的对立、互根的极性，所以在展开图的画法中，应先画一条直线作为阴阳分界线，该线在电学中称中心0线。阴阳，正负也，故阴的展开线应画在中心0线之下，而阳的展开线应画在中心0线之上，以示阴阳有正负之别。

无论何种阴阳圆图，外周线都是双向的平顶波曲线，而该曲线之内所含阴阳物质的形态状况，是由所选择的阴阳图决定的。不同形状的阴阳圆图，在展开图中的阴阳物质也有所不同。

只有正确画出阴阳圆图的展开曲线，才能根据阴阳圆图展开曲线定出标准基础体温曲线上阳阴转化各时段的具体温度、时间，再用病态基温用作还原阴阳图，即能一目了然地分析该基础体温的阴阳盛衰、平衡及转化状态。

画阴阳圆图展开曲线的具体步聚如下：先用圆规画

一个阴阳图，传统的阴阴图与八卦的排列相对应，面对图纸左为阳右为阴，现因阴阳图外无八卦定位限制，且阴阳是运动的，为适应现代书写方式不妨通融一下，把圆图旋转180度，阴画在左边，阳画在右边。再把圆分成30等分，按阴阳的“S”型走向线编上1—30号标记，以圆图中心点为基准，画一条水平线，裁取一段与阴阳圆图外周线相等长度的直线，从左到右分成30等分并作偏号标记，用直尺逐个量取圆图标号半径上的阴阳尺寸，垂直画于水平线的逐个标号点，遇阴画在水平线下，遇阳画在水平线上，从1—30画完之后，用笔把点连接起来，再把阴的部分涂黑，一幅阴阳展开图即画好。

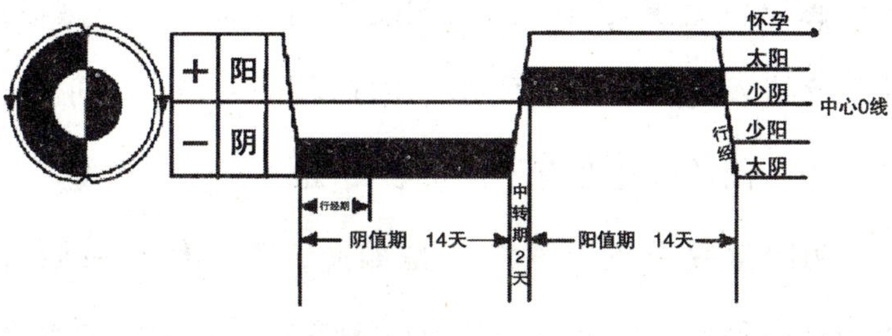


阴阳四象展开图——胞宫阴阳四象转化曲线

## 四、阴阳展开曲线的旁通类比

阴阳学说本身是一种哲理性的方法论，在应用阴阳解说具体事物之前，是空洞无物的纯理论，所以很难理解掌握。因此，在遇到难解阴阳时，尤其是阴阳能量的转化、阴阳的物质转变，不妨借助其他学科知识来佐证。

余多年研究发现，电磁学原理与阴阳原理有极大的相似之处。例如，阴阳的对立、互根、统一、转化性与磁铁的南北二极相似。无论怎样分割磁铁，一分为二，再分为四，仍至亿万，每小块中仍含南北二极。反之亦然，合二为一，无论多少块磁铁合拼，最终所得结果仍然只有一对南北极而已。

阴阳又如电之正与负，电压之中复有电压，阴阳八卦的方阵图排列与直流电的蓄电瓶相似，而双鱼形阴阳圆的感应转化曲线与交流电的波形相类似。不同磁极形状的交流发电机，可以发出不同形状的交流电波形，不同阴阳圆图的转化亦有不同形状的曲线及感应曲线。

阴阳学说在中医学中亦是如此，人整体为一阴阳，阴阳之中复有阴阳。不同的人体由不同水平的阴阳组合，故人与人之间存在个体差异，健康水平亦不相同。

## 第七节 胞宫的阴阳转化与基础体温

女子生殖系统，在中医理论中应属胞宫这一奇恒之腑的范畴，它的先天来源于父母，后天的生长发育以及行经的物质基础来源于脏腑。

胞宫的功能有依赖于脏腑气血供给的一面，又有其独立运行的一面。行经的频率如月之盈亏，一个月一次。经血的聚集是为着养胎，而月经的来潮是因无胎可养而推陈出新。因此，正常的行经是排废行为，绝不存在月经过后血海空虚需要滋阴养血之说。

女子月经的正常与否，是由胞宫的阴阳平衡与否、阴阳盛衰、阴阳转化正常与否及驱动胞宫阴阳转化的动力强弱来决定的。

女子月经的周期性来潮，是胞宫中阴阳物质转化的结果，其物质主要是气血，而促使这种转化的动力是人体的生殖功能和性功能。

基础体温是胞宫阴阳转化时所感应出来的温度，这一温度只有在凌晨睡眠初醒时，才能在口腔中体现出来。这种体温是胞宫中阴阳物质在运行中，感应成另一种热能的体现。具体温度的高低由胞宫阴阳的大小和物质的多少来决定，高低向温度持续时间的长短由阴阳转化的速度、平衡性来决定的，故根据此热当量，可推导胞宫阴阳盛衰状况，从而使用药物调治。

## 一、用阴阳展开图解说胞宫阴阳转化曲线

选用《类经》阴阳四象图作为胞宫阴阳四象的展开图，它的展开曲线完全符合基础体温曲线，可以直接根据病态基础体温，剖析胞宫阴阳盛衰、阴阳转化速度，用调补胞宫阴阳的方式，调整病态基础体温。

余用阴阳解析基础体温时，认为基础体温是胞宫阴阳物质在转化过之中，所感应出的另一种物质——热能当量。

基础体温曲线特性中至少包含着以下几种内在因素：

1. 器质

子宫是容纳月经气血物质的具体器官，是胞宫阴阳

的载体，因此子宫的大小决定了阴阳圆图的直径。发育不良的偏小型子宫，在阴阳转化曲线上，正与负之温差会显得偏小，亦即是基础体温高向与低向的温差偏小。同理推导，畸形子宫、刮宫引起的子宫内膜缺损型子宫或子宫内膜增厚，质地僵硬，在基础体温曲线上都会有所反映，实践中证实确实如此。

2. 物质

子宫内部气血物质充盈与否，决定基础体温，决定胞宫阴阳的饱满与亏损。

3. 动力

胞宫阴阳转化是要有动力驱动的，月经周期的长与短由生理功能的强与弱、身体的健康状况所决定的，同样也决定了基础体温曲线的周期长短。

4. 人的整体性

胞宫是奇恒之腑，有其独立工作的一面，有脏腑及整体阴阳支持的一面。胞宫中的气血物质是从整体气血中支取，因此整体气血的不足或脏腑慢性病变都会影响月经，使基础体温呈病态形状。

5．精神因素

环境状况、精神状态、不良的生活规律、紊乱的饮食习惯会影响月经的正常性，同样也会使基础体温紊乱。

## 二、标准胞宫阴阳的转化基温曲线

为更详细阐述胞宫阴阳机理，可根据阴阳曲线展开图，把标准胞宫阴阳的转化曲线分为阴值期、中转期、阳值期三个阶段。

1．阴值期（或曰太阴期）

阴值由行经第一天至排卵，这一时期是胞宫内的太阴和少阳当值，是阴在外阳使之（即阴中有阳）时期，主要是推陈出新地行经并加速发育卵子、恢复子宫内膜时期。

2．中转期（或曰阴阳转化期）

中转期主要由阴转入阳，阴过后阳的到来，即太阴和少阳让位于太阳和少阴时期，此期即排卵期。

3．阳值期（或曰太阳期）

阳值期由排卵后到下次行经前一天止，此期由太阳和少阴当值，是阳在外阴守之的阳中有阴时期，是孵化发育受精卵子成长期。当阳值到十四天时，如无胎可养即自动转入下一轮的阴值期，随之而行经。如是怀孕，则阳值期维持到临产才转阴。如怀孕阳值期间基础体温下降，则可能发生早产或先兆流产。

从纯粹的胞宫阴阳角度分析，女子基础体温的中心轴线（阴阳分界线）的具体基础体温为36.7℃（对基础体温而言是中心0点），阴值期为36.4℃（相对中心0点负0.3℃），阳值期37℃为最佳（相对中心0点正0.3℃）。阴值期13～14天，中转期1～2天，阳值期期13～14天为最佳标准月经周期。中心轴线的基础体温可能会因地域差别而上下偏差一分。参见下图。

徐氏标准基础体温

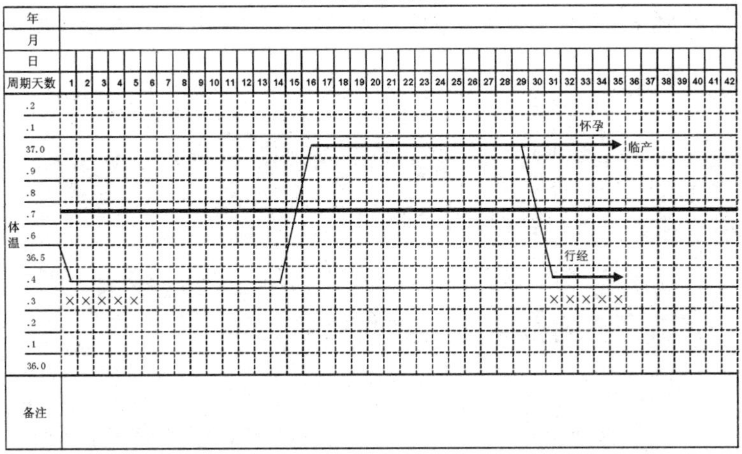

## 第八节　胞宫阴阳与脏腑阴阳的关系

### 一、胞宫阴阳的建立与终止

女子二七天癸至后，从第一次月经开始，胞宫这一奇恒之腑的阴阳便已起动运行，月经也随之通行，生殖能力具备，胞宫阴阳的转化曲线建立。直到七七任脉虚，太冲脉衰少，天癸竭，地道不通，故形坏而无子。即是说女子到四十九岁，胞宫阴阳离决，生殖功能停止，月经随之消失，胞宫阴阳转化曲线也随着消失。故不是育龄女子是没有基础体温曲线。

### 二、基础体温的采集与诊脉关系

女子胞宫阴阳运行中，由胞宫中气血物质在运动中感应（能量转换）而产生的温度，即基础体温，也即胞宫气血物质感应出的热当量指数。采集的时间是凌晨睡眠初醒之时。方法是用口腔温度计在舌下测得。

基础体温的采集时间与《内经》中平旦诊脉法相同。《内经·脉要精微论篇第十七》中曰："诊脉常以平旦，阴气未动，阳气未散，饮食未进，经脉未盛，络脉调匀，气血未乱，故可诊有过之脉。"同理，测量基础体温是利用了胞宫阴阳与脏腑阴阳转化之间，所存在的异步时间差机理。

### 三、脏腑阴阳平衡与睡眠的关系

脏腑的阴阳转化规律与太阳同步，一昼夜阴阳转化一次，晚上睡眠时为阴，白天为阳。睡眠是人体回避外界干扰，通过五行的相生相克机理，自我调节五脏之间的阴阳的过程。只有各脏腑阴阳平衡，脏腑与脏腑之间的阴阳相互平衡之后，整体阴阳才能处于最佳平衡状态，人才会精神抖擞，精力充沛。如果长期失眠，自我调节功能势必减弱，久之易形成慢性疾病。阴阳的失衡超出自我调节能力即是生病。个别脏腑的阴阳长期失衡，会影响整体阴阳平衡，同时也会影响育龄期女子基础体温，使月经失常。

## 四、胞宫阴阳与脏腑阴阳的转化

脏腑阴阳转化是与太阳同步，而五脏的阴阳是并联的，并联之后即成为人的整体阴阳。五脏之间的沟通调节关系，是五行的生克关系。睡眠初醒之时的平旦，脏腑阴阳通过睡眠的自我调节，应处于垂直平衡的阴阳转化的中心线上。

而胞宫阴阳的转化机理与月亮同步，一个月阴阳才转化一次，故每天的平旦胞宫阴阳不处于垂直平衡的阴阳中心线上。

胞宫阴阳转化与脏腑阴阳转化之间存在着极大的时间差异，每个月仅二天才有可能重合，即行经前一天和排卵后一天，基础体温才有可能出现在中心轴线上。

胞宫是一个奇恒之腑，它既有独立运行一面，又有依赖整体阴阳、气血物质供给的一面。任何脏腑病变、阴阳失衡都会影响整体阴阳失衡，使整体气血循环紊乱，造成供给胞宫气血物质的失常，月经也随之失调。

五脏是并联运行的，对胞宫的作用是平等的，都具有垂直的联系，所以在五脏阴阳与胞宫阴阳关系图上可以明显看出，任何一脏之阴阳失去平衡，到凌晨睡眠初醒之时，该脏之阴阳不处于垂直的阴阳平衡分界线上，多余的阴或阳的温度，会增加或抵消胞宫阴阳的温度，干扰影响胞宫阴阳的正常运行，形成病态的基础体温。

**五脏阴阳平衡与否对基础体温的影响示意图**

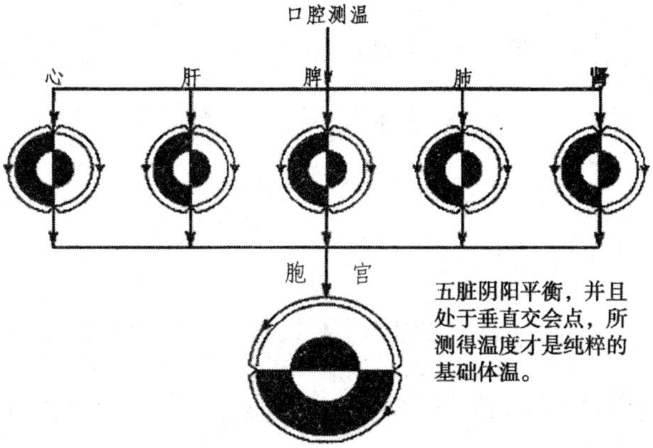


五脏阴阳平衡，并且处于垂直交会点，所测得温度才是纯粹的基础体温。

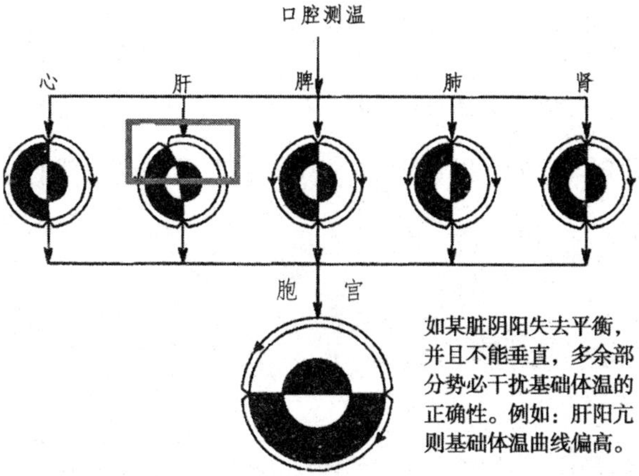


如某脏阴阳失去平衡，并且不能垂直，多余部分势必干扰基础体温的正确性。例如：肝阳亢则基础体温曲线偏高。

所以说基础体温的病态，不仅意味着月经失调，也意味着整体的健康水平偏低，即所谓的亚健康。故分析病态基础体温时，必须密切注意脏腑病态阴阳的干扰。

调经除着重调治胞宫阴阳外，同时必须结合脏腑阴阳辨证综合治疗，尤其对妇女不孕的治疗，更应详细结合脏腑阴阳辨证，认准某些脏腑阴阳失衡后，与胞宫阴阳一起调治，把病态基础体温调治至标准，才能提高治愈不孕的成功率。除此之外，对中医而言，别无捷径可走。

因为胞宫是奇恒之腑，不隶属于某一脏腑直接控制，所以那些过分强调调经从肝而治、从肾而治的争论是毫无道理的。但临床为什么都有效果，那是因为中医治病只要阴阳辨证正确，即使投药于非病变脏腑，人体也能通过五脏的五行生克自动调节，使整体阴阳得到恢复，只不过是时间与效果的快慢差别而已。辨错阴阳则全盘皆错，不但于病无益，反会加重病变。

## 五、先辈对胞宫的认识

先贤叶天士从传统中医理论中解脱出来，创立了冲任学说，形成中医生殖系统理论雏形。遗憾的是后继乏人，没能发扬光大。

近代著名中医教育家时逸人，通过大量的药物分析，著有《中国药物学》一书，充分阐明凡是壮肾阳之药都具有促进性功能亢奋作用，凡是大寒的滋阴药物都具有抑制性功能的作用，因此在该书中特辟性激素药类、止性激素药类，为调补胞宫阴阳提供了极大的方便。

先师王慎轩是近代中医教育家（详见《近代中西医论争史》），晚年著作和临床调经从不执着某一脏腑，尤其对妇女不孕的治疗，特别强调详细辨证，在妇科调经的同时，仔细分析五脏之中某一二脏腑阴阳的不足或有余，综合调治，反对使用偏方、秘方，其成功率大大高于同行。故一代名医传给跟随其左右十六年、关山门弟子的余，仅是辨证论治的思维方法而已。

## 第九节　燮理阴阳调治病态基础体温

因为正常的生理阴阳是平衡的阴阳，而病理的阴阳是失衡的阴阳，所以只有失衡的阴阳需要校正。校正的方法与机械厂对飞轮校动静平衡一样可分为：去重法、补轻法、修正中心法。

去重法是直接去除偏重、多余的部份。补轻法是于偏重的对面加重，来达到二侧的均衡。修正中心法是以外圆定位，重新确定中心点。

机械校正平衡的方法，粗看与中医的调补阴阳有点风马牛不相及，然而细细分析，其与调补阴阳的道理是相通的。不过一是直接调正实物，一是用药物调治阴阳而已。

大凡中医临床燮理阴阳也不外乎以下几个方面：

一、平补阴阳法：平补阴阳则犹如飞轮总重不足，需整体加厚或外圆加大，或增加物质的密度。即阴阳二侧同时补充，以提高整体阴阳之功力。所用药物如龟鹿二仙膏、八珍丸之类。

二、单向调补阴阳法：单向性的补阴、补阳法与泄阴、泻阳法，属校准阴阳二侧的平衡及转化速度的范畴。

泄阴泻阳法是去掉多余部分，类似前述去重法，以求得阴阳平衡。因为是去掉多余部分，故得到的阴阳平衡是低水平的平衡，所以是只适宜于急性阳亢或寒邪盛极时，急则治标的权宜之计。

而单向补阴或补阳，类似前述补轻法，则是以填补的方法，平衡对方的有余，达到阴阳之间相互均衡状态。所得阴阳平衡是高水平的平衡，故适宜于慢性病的调治。

三、补阳消阴，补阴消阳法：一般是严重阴阳失衡引起转化失常的调治方法。

例如阴有余阳不足，阴值期持续时间偏长、阳值期持续时间偏短的阴阳转化，应采用补阳消阴法，在阴值期的适当时期以补阳手段抢先介入阴中，抵消阴分，促使转阳，大有重新分配阴阳，校正转化时间之意，以期达到阴阳的平衡及运行转化的正常。

中医之辨病最基本要领，在于确辨阴阳虚实盛衰，调治得当才能提高阴阳总体功能的效果，达到祛病强身、延年益寿的目的。治错阴阳全盘皆错，会适得其反，即所谓虚其虚、实其实的调治，会使阴阳进一步失衡。故古人有补气有余便是火，补阴过多便损阳之说。

## 第十节　病态胞宫四象转化曲线的分析法

大凡育龄期女子，如果基础体温能达到标准，说明该女子生殖系统正常，脏腑也无疾病，无需服用任何药物。而未达标准的病态基础体温则需调节。调节的方法首先是锻炼身体，注意饮食，放松精神等，其次在这些方法都无效后再应用中药调节，尽量避免使用西医的激素疗法调节基础体温。

调治病态基础体温可用四象诊断法，根据标准基础体温逐段分析阴阳盛衰，再顺阴阳转化规律逐段调补阴阳，不能一张药方从月初吃到月底。要明白在阴值期诊得的阳虚不等于阳值期也阳虚，阴值期的阴虚不等于阳值期也阴虚，这是四象诊断法所解出的奥秘之一。

四象诊断法认为阴值期用药以调补太阴少阳的虚实为主，中转期以调阴阳转化功能为主，阳值期以调太阳少阴的虚实为主。

大凡基础体温偏低于标准者、低向天数超长者属阳虚，治宜以温补气血、壮阳、补气等方法为主。基础体温偏高、偏短者属阴虚者，治宜以滋阴养血、养血凉血，滋阴生津等方法为主，严重者用育阴潜阳法治之。

胞宫阴阳转化曲线的长短，决定月经的先期与后期。一般月经先期者，有阴值期偏短、阳值期偏短、阴阳二侧都偏短三种表现，应结合温度的高低分析阴阳虚实。

一般经行后期以阳虚为主，极少有阴虚性血枯经闭者，这是因阳值期有最长不超过十六天的特性，超过十六天即是怀孕所决定的。因此，应用四象诊断法分析经行后期都是阴值期偏长，中转期推迟。

无限期的阴值期延长即是月经稀发、闭经，多因阳虚、孤阴少阳、阴不转阳。而胞宫阴阳离决则为绝经。

妇女不孕应先监测一个月经周期以上的基础体温，用四象诊断法分析胞宫阴阳盛衰状况及阴阳转化程度，顺其阴阳转化规律，制定调补胞宫阴阳和整体阴阳的治疗方案。切忌乱投医乱服药，尤其是单方、偏方、秘方之类药物会打乱原来正常的或失衡不太严重的阴阳平衡。

凡是紊乱的非标准病态基础体温，分析时应参照标准基础体温逐段分析，其主要方法有：

## 一、直接对照法

利用病人所测基础体温，直接与标准基础体温表对照，便能看出该女子在月经周期中各时段的阴阳盛衰状况。一般情况下，低于标准基础体温者为阳虚，高于标准基础体温者为阴虚，或是因炎症、脏腑不平衡的阴阳干扰。

## 二、还原分析法

还原法是利用一个周期的病态基础体温，作还原阴阳圆图，从而分析胞宫阴阳的平衡水平。尤其是月经先期、月经后期、月经稀发患者，更能看出阴阳二侧的不均匀程度，从而在下一次月经周期中，提前用药校正阴阳的不合理分配，务使阴阳达到平衡、转化正常，疾病便愈在其中。

## 三、综合分析法

综合分析法是根椐患者一个月经周期的病态基础体

温，全面综合分析患者的月经状况，子宫的大小，胞宫阴阳盛衰、转化性能，输卵管通畅与否，脏腑阴阳平衡等方面，制定治疗方案，务必在最短的时期内，把病态的基础体温调治到标准基础体温状态。基础体温正常则说明该女子身体已康复，具备怀孕能力，孕育指日可待矣。

## 第十一节　常见病态基础体温

从阴阳圆图的展开分析，一种阴阳图在解说同一类事物时，仅能产生一种正常的标准阴阳转化曲线，而病态基础体温却有几十种，故在此只能举一些常见病态基础体温，以供读者参考。

（1）基础体温双向偏短型

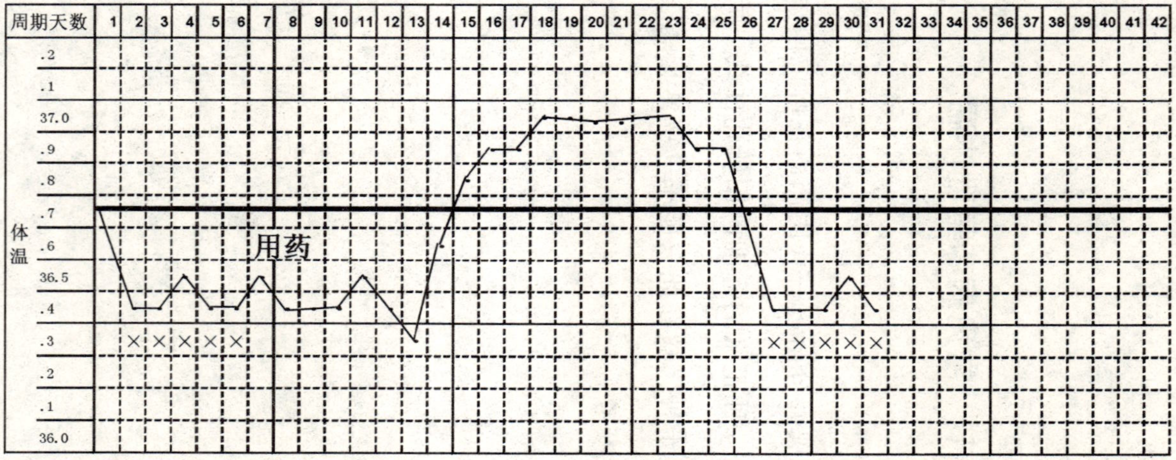


**说明：**基础体温双向温度在标准范围内，但周期天数偏短，说明胞宫阴阳是平衡正常的，但运行速度快，表明生殖功能亢奋。具有此类基础体温特点的女子易患乳腺增生、子宫肌瘤等。治疗应在月经净后用药，以滋阴养血为主，抑阳助阴，稍用一二味抑止性功能药物即可，同时嘱患者忌食辛辣。

（2）基础体温阴短阳长型

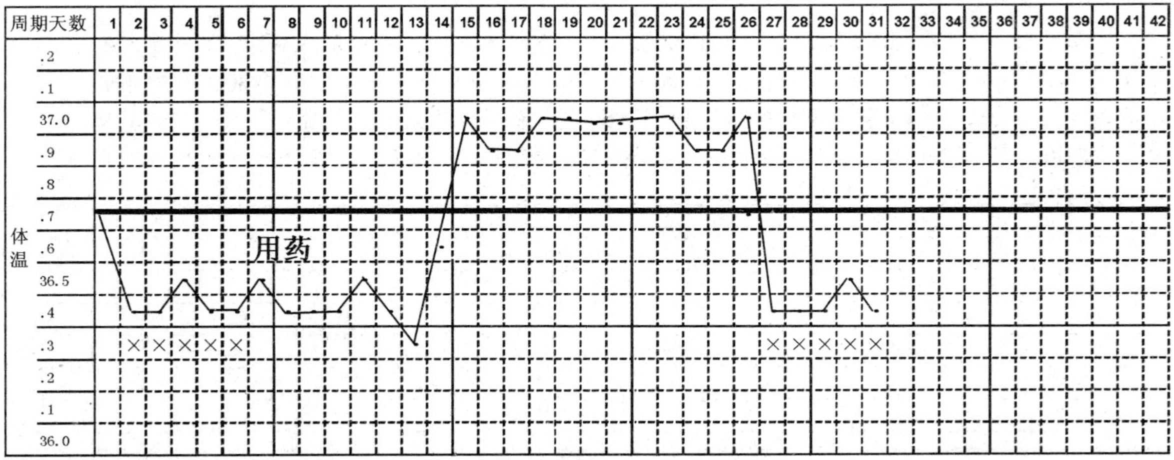


**说明：**低向不足十四天即转化为高向。治疗应经净之后速投养阴清热、滋阴凉血之方，同时兼入止性药物，以期滋阴抑阳，延缓阴阳提前转化，则月经在合理的用药中自行推迟。如高向能维持十四天者不必投药，这是因为高向基温一般只能维持十四天，如果投之凉血清热之方药，反而使正常的行经变得滞而不畅。

（3）基础体温阴长阳短型

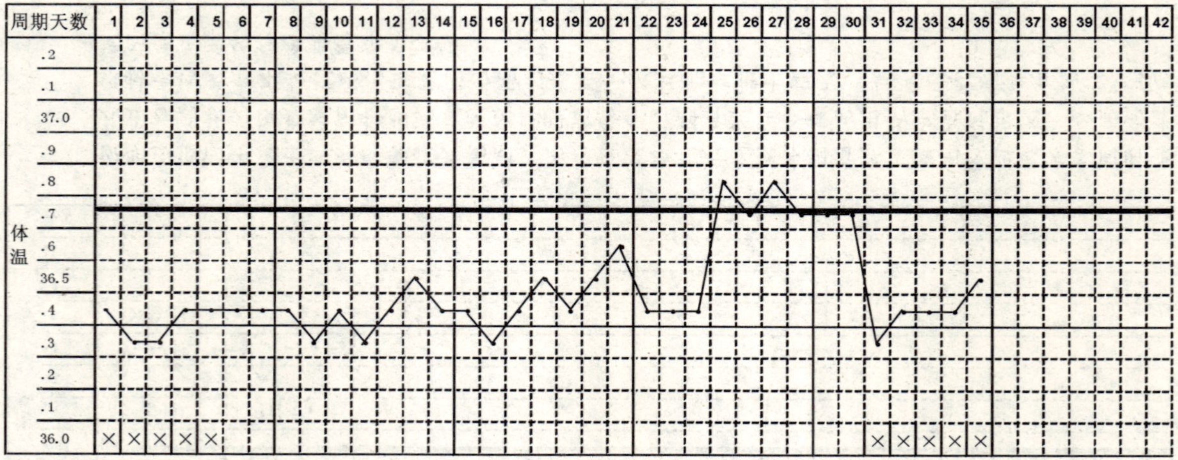


**说明：**基础体温中低向温度正常而天数偏长，高向温度偏低且天数偏短，但整个周期天数却是正常者，是胞宫中阴阳失去平衡，阴有余阳不足。用此基础体温作还阴阳圆图，明显看出图中的中心分界线偏移，阴阳所占圆面积不均。治疗应在月经净后，有抑阴助阳法，仿十全大补汤、左归丸，艾附暖宫丸意，补一分阳消一分阴，校正阴阳分配到阴阳平衡。

（4）基础体温双向偏低型

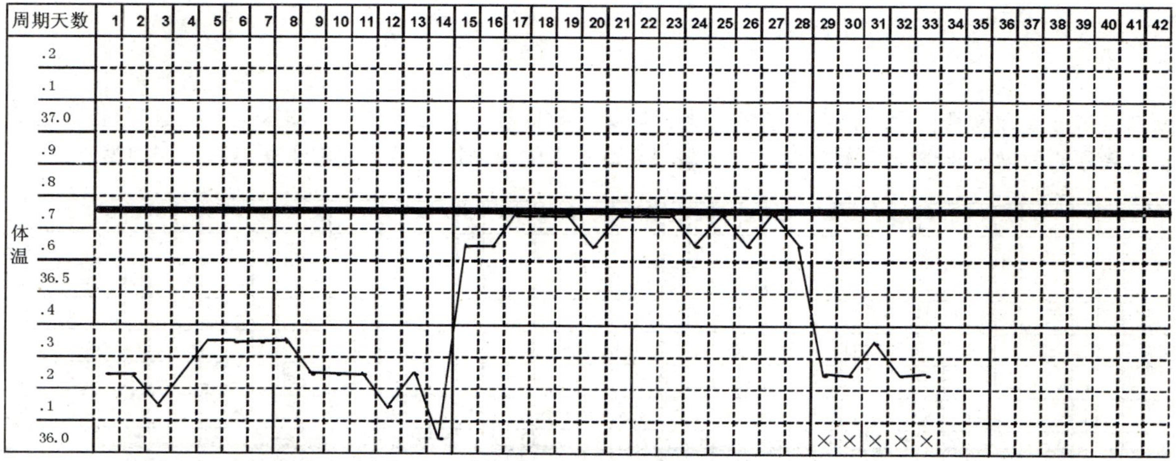


**说明：** 基础体温高低向温差值尚可，但双向的温度都偏低于标准，这是患者的整体阴阳失衡，属整体阴盛阳衰，或曰整体阳虚，这些患者平时的体温也偏低，一般低于正常人的 37℃。治疗原则是调补整体阴阳，仿十全大补膏之意，温阳补气血，提高整体体温，则基础体温随整体体温的提高而增高。

（5）基础体温单向(A)型

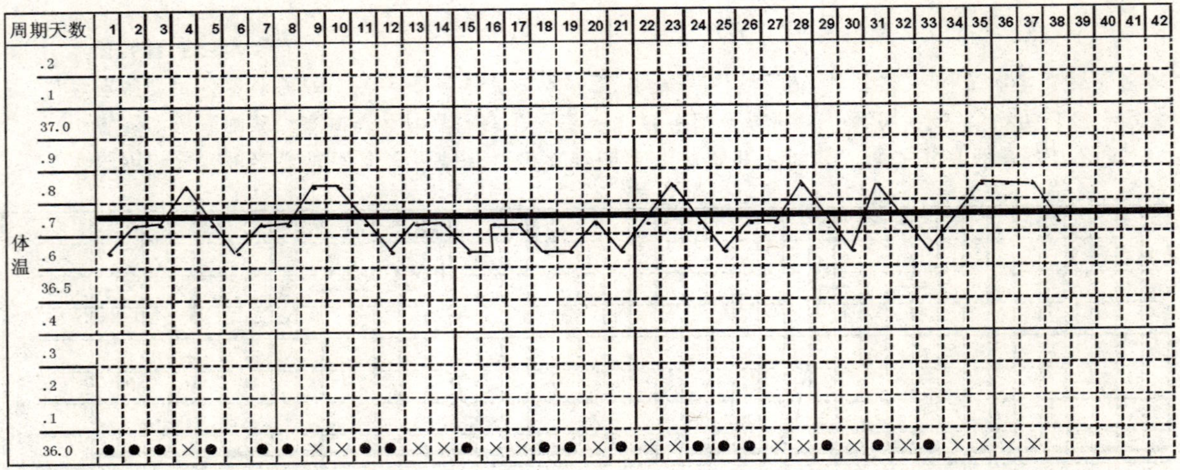


**说明**：基础体温单向，接近于胞宫阴阳中心线者，常见于月经来潮后淋漓不净的崩漏患者，是阳转阴的乏力无能。治疗应用重剂育阴潜阳之剂，务使基温下降到位，则崩漏即可停止，止后根据病情调理。

（6）基础体温单向(B)型

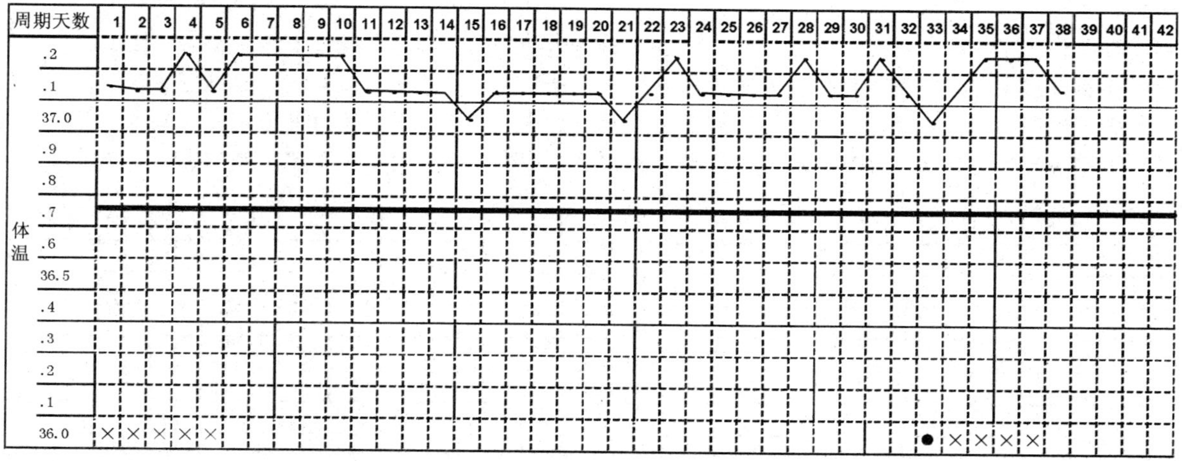


**说明：**基础体温单向且偏高，有些甚至高于常温，且月经如期来潮。因为是单向基温的月经，往往被一般医师认为无排卵月经，非也。一般不是用激素做人工周期的月经，不存在无排卵月经。因为排卵在先，月经在后，没有排卵即意味着没有月经，其所以高相单向，是因为整体五脏之中，必有某脏阳亢，或其它阳亢疾病，影响了基础体温的正确反映。属整体阴虚火旺者，如患者本身属热性体质，再加可能常服热药，造成此类病态基础体温。治疗原则应着重于内科疾病的辨证论治，务使整体阴阳平衡，则基础体温自然恢复正常。

（7）基础体温双向温差偏小型

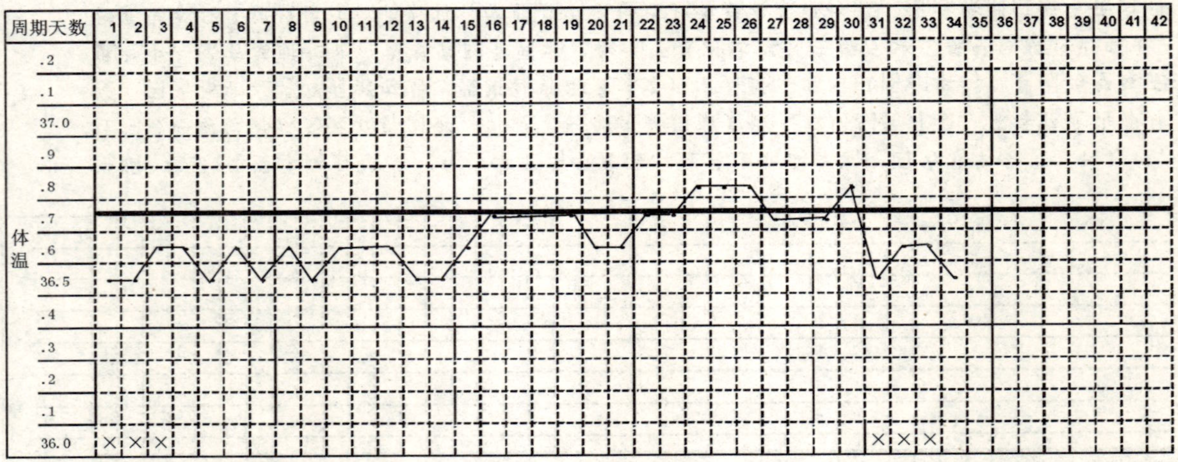


**说明**：基础体温温差偏小，系子宫偏小。基温低向偏高，高向偏低者，用病态基础体温还原胞宫圆图则明显看出圆图的直径偏小，B超也显示子宫偏小。子宫偏小者孕育比较困难。治疗原则是育阴培阳，涵养胞宫器官，促使其再发育。在阴值期以滋阴养血药主之，阳值期以温阳药主之。一般来说，年龄小者好治，年龄越大越难医。

**友情提醒**：现在女子在发育期因课业太重，思虑太过，致使子宫发育不完善的在门诊中还比较多见。建议女子在十八岁后如月经周期仍不正常、量少、有痛经，可自我监测基础体温，及早诊治。

（8）基础体温单向迁延型

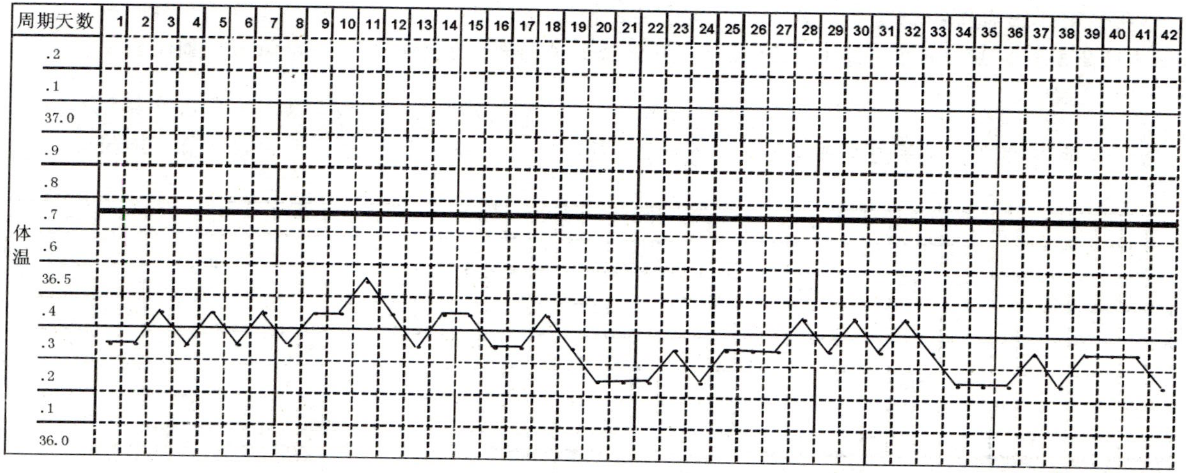


**说明：**基础体温低向长期不转化上升者，视单向持续时间的长短分别为经行后期、月经稀发、闭经、绝经。其病因都属胞宫阴阳的阴盛阳衰，转化无力，如病情轻时不及时治疗，有可能使病情逐步进级，乃至阴阳离决的绝经。治疗宜活血化瘀通络、壮阳暖宫、豁痰为主。一般来说，血枯经闭者，基温不会偏低，故偏低者常见于肥胖者，用药应活血化瘀，以少腹逐瘀汤为主兼加壮阳药，严重者加参茸、大黄䗪虫丸。壮阳暖宫用艾附暖宫丸，肥人痰结经闭者用礞石滚痰丸。务使冲任通畅，胞宫阴阳恢复正常。

（9）高向基础体温有缺陷(A)型

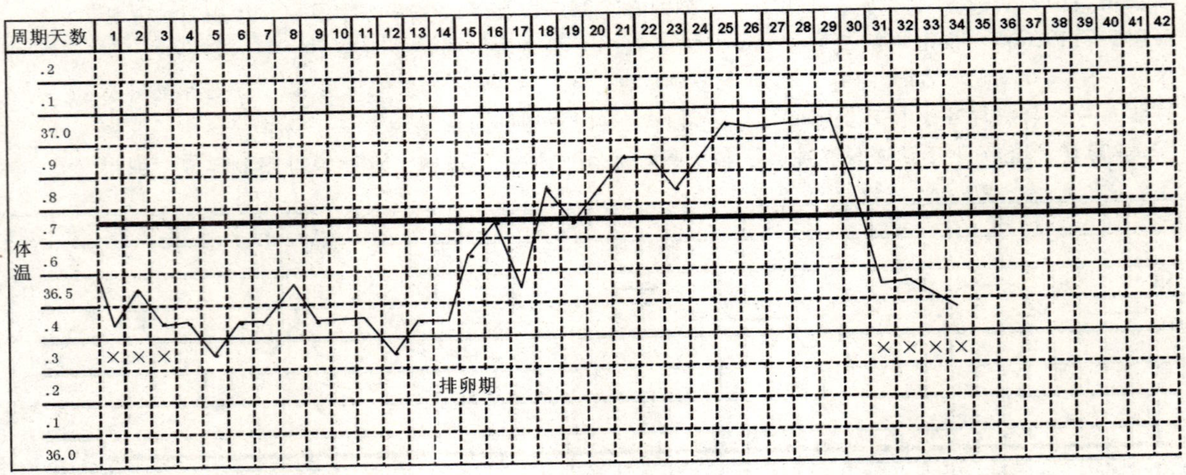


**说明**：基础体温在高向期上升缓慢，一是因排卵不畅，二是因胞宫阴盛阳衰，转化动力不足，治疗采用活血化瘀通络、壮阳暖宫为主。

**友情提醒**：此排卵期基温曲线表示输卵管通而不畅。排卵期需用诸如萆薢等有消炎作用的中药帮助疏通输卵管。此类输卵管通而不畅不建议做手术，中药服用一至二个周期完全能够治愈，且这种状况对受孕影响不大。

（10）高向基础体温有缺陷(B)型

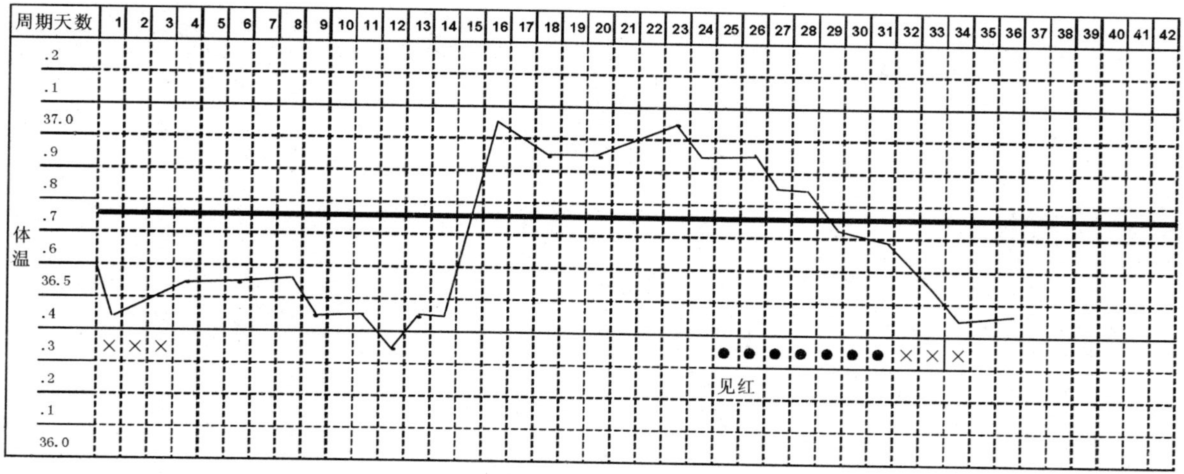


**说明：**高向基础体温不满十二天，即开始缓慢下降，属黄体功能提前撤退。胞宫阴盛阳衰，太阴太盛，少阳不足，固摄乏力，故见红，直至月经至。治疗宜采用补气摄血，壮阳固经法。

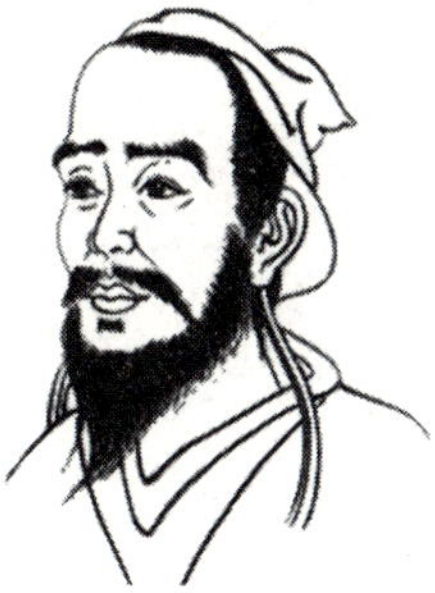

# 第二篇
# 阴阳四象诊断法的应用

# 第一章 应用阴阳四象诊断法治疗妇女不孕

## 一、概述

夫妇结婚同居二年以上，未采用避孕措施，而不能怀孕者，如病因属男方则称作男性不育，如病因属女方则称作妇女不孕。中医妇科历来把妇女不孕分为先天性不孕和后天性不孕二大类。

先天性不孕是指生殖系统某些器官先天性畸型而不能怀孕者，属器质性不孕范畴。这类患者只有通过手术，才能使部分患者恢复正常。而中医治疗仅能对早期发现的子宫偏小、幼稚型子宫及发育不良的先天性不孕患者有一定疗效，其余则显得无能为力。故中医把先天器质性不孕者，根椐不同症状分为五种不会怀孕的女子，叫作五不女，在古代五不女是绝对不孕。

后天性不孕是指素体较弱或慢性的内科疾病、妇科疾病、生理功能不佳、精神因素、生活状况等原因引起月经失调，而影响妇女受孕。这类生殖系统功能欠佳或慢性内科疾病影响受孕者，属功能性不孕范畴。现在又增加了人为因素导致的不孕，也应属后天性不孕范围。人为因素不孕是指部分女青年，不注意自我保养身体，缺乏生理卫生知识，婚前长期服避孕药，不懂得自我保护，多次刮宫、人流，引起子宫内壁严重损伤，或药物性功能紊乱引发的不孕。这类不孕患者，常是器质性与功能病变同时存在，故治疗难度较大，时间长，效果差，较一般功能性不孕的治疗成功率要低得多。

因此从中医角度而言，引起妇女不孕的原因，因个体差异极大，病因病机各不相同，所以不能简单以“不孕症”统称妇女不孕。

妇女不孕唯胞宫阴阳转化曲线不能达到标准曲线的共性之外，无其它统一病症指数标准可言。妇女功能性不孕，仅是亚健康现象而已，还谈不上“症”字。近几十年出现了“不孕症”的病名，大有概括一切妇女不孕之意，于是乎社会上经常出现神乎其神的专治不孕症的宫廷秘方、祖传秘方的广告及报导，大多有无限扩大疗效、商业性欺骗及伪科学之嫌。妇女不孕其“症”多多，哪有一张专方专药能专治得了病因各不相同的“不孕症”。

所谓不孕的“症”字，只有在具体患者的分型中才能体现，如在月经先期不孕症、月经后期不孕症、闭经不孕症、痛经不孕症等具体病“症”上使用方为合理。

当然并不否定某些单方对某一类型的妇女不孕确有一定疗效，但其成功的百分率低得可怜。尤如一味益母草，给一百位不孕妇女服用，只能治好少数因经行不畅致痛经不孕的患者，而对大多数患者来说是无效的。单方、验方亦复如此，其只是针对某一种“症”有效。治愈者庆幸，而不愈者却处在长期误治之中，因单方、验方、专方的药力远比一味益母草强，不对症的投药，其副作用可想而知。谁说中药无副作用，错吃人参照样要损人性命。

先师王慎轩曰：“善莳者，荒山贫脊之地可以长出丰穗花卉，是善莳者为花木创造了生长环境条件。”善莳者尚如此，善医者理应为胚胎创造生长坏境。就中医而言，对妇女不孕的治疗，就是为卵泡、胚胎创造良好的生长发育环境。因此，一个中医妇科医生除具备中医妇科知识外，还须深入研究中医内科。中医历来主张整体辨证，月经失调、妇女不孕，不是单纯的生殖系统问题，而是与整体的脏腑阴阳失调有关。就现在的试管婴儿而言，受孕的胚胎植入母体，如母体的生长环境未能调整到适合胚胎发育的条件，仍不能成功孕育，所以试管婴儿治疗不孕的成功率也不高。

妇女不孕的治疗贵在调经，调经贵在平衡胞宫阴阳和整体阴阳，只有调理到胞宫阴阳平衡，阴阳转化正常，阴阳四象转化曲线达到标准，该妇女才具备受孕及孕育条件。如基础体温达标两月仍未能孕育的，可考虑试管婴儿，界时孕育成功率会大大提高。

中医妇科门诊之中，妇女不孕最为难治，不孕中人流后遗症更为难治。不孕患者之间个性差异极大，几乎中医调经门中各类病因病机都会散见于各个不同患者之中。因此说妇女不孕的治愈率越高，中医水平越高，以半年为限成功孕育率达不到百分之五十者，算不得高明中医。

为阐述对妇女不孕治疗之吾见，特介绍“阴阳四象诊断法”对妇女不孕的诊断和治疗，供读者参考。

## 二、妇女不孕临床辨证与治疗

中医临床所治的妇女不孕，一般以后天生理功能失常、脏腑功能失调影响月经失调而不孕的为主，但也有子宫发育不良、幼稚型子宫、子宫偏小、输卵管阻塞、人为因素等轻度器质性病变导致的不孕。至于单角子宫、纵隔子宫等严重先天性器官畸形导致的不孕，中药是无能为力的。所以在接收不孕患者治疗前，必须先作明确诊断。发现先天性生殖器官畸形的应及早谢绝，以免给病员带来不必要经济损失及精神伤害。所以在妇女不孕治疗前应先测一个月经周期的基础体温，有条件的要作一次妇检，以便全面分析病因。

## 三、四象诊断法治妇女不孕

四象诊断法即是根据病态的基础体温分析胞宫阴阳，直接看出胞宫阴阳与脏腑阴阳的盛衰程度，用中药顺阴阳转化规律，调补胞宫阴阳和脏腑阴阳，来校正病态基础体温，达到调经、治疗妇科疾病的目的。健康的母体孕育自在其中，也能孕育健康的宝宝。

下面介绍各种原因造成的不孕调治的总则：

1. 月经先期不孕

月经先期不孕者的共同特点是胞宫阴阳四象转化曲线的时间线偏短。如果阴阳二侧长度相等，低向与高向温度合格，则胞宫阴阳转化正常。如月经之量、色、质也正常，一般来说，该妇女即具备怀孕条件，属正常范围，不必服药。如男方精子正常，只要告知排卵期同房即可。即使服药，也只需四物汤之类养血补血，养阴生津。

如果基础体温达不到标准，则应根据病态基础体温用药调理。

（1）低向基温期（阴值期）偏短，乃至月经尚未完全干净，即已转化高向者，属阳有余阴不足。其中主要是因为太阴不足，少阳偏盛，转化太快，治宜于行经第二天即滋阴生津，养血凉血，以延长阴值期。

（2）高向基温期（阳值期）偏短，维持天数不足十天者，乃太阳与少阴不足，尤以少阴不足为主，是阳在外阴守之乏力，缺乏少阴支持则太阳提早下跌，治宜于排卵后即投滋阴养血，兼入少量补气之药即可。

月经先期不孕者，一般是胞宫阴阳转化太快，属阴虚阳盛。治疗以补阴为主，兼顾内科用药，如大便秘结者，应以润肠通便泄热等药随症加减。

2．月经后期、稀发、闭经不孕

月经后期、月经稀发、闭经的共同特征，就是胞宫阴阳转化曲线中，阴值期时间轴线超长，闭经或绝经则是无限期延伸。

阳主动阴主静，月经周期迁延属阳虚，阳虚者阴阳转化缓慢。胞宫阴阳中阳虚者，一般生理功能较差，具体表现为性淡薄。

治疗原则应在经净之后，即以壮阳为主，温通冲任，补气行血加强血液循环，增入性激素中药，以提高胞官阴阳之中的阳分，需将阴值期调整到能准时转化且阳值期达到标准，患者才具备怀孕条件。阳值期基础体温达不到标准而怀孕者，最易早产或先兆流产。早期流产，西医一般是采取补充黄体酮等激素类药物，但是此类激素药治标不治本，虽然基础体温也能升到标准，但是已不是胞宫阴阳真正的反映，仍可能会影响到胚芽的发育。

另有个别患者，阴值期基温偏高，是属慢性炎症或其他内科疾病所致，治宜采用欲进先退法，先以清热养血为主，直治到低向基温到位，才能进一步壮阳，温通冲任。

3．经行先后无定期不孕

经行先后无定期者，基础体温显现极紊乱，除时间轴线参差不齐外，温度的高低亦不稳定。一般属饮食不节、生活工作无规律或睡眠不正常引起，这一类不孕患者除给予药物治疗外，必须奉劝患者改变生活习惯。另外患者应坚持测基础体温，在排卵期同房增加受孕概率，且受孕后仍应坚持测三个月的基础体温。所测基础体温为37℃，则无需服药，如36.8℃（含）以下的则应服中药保胎。

4．痛经不孕

妇女不孕之中以痛经不孕最易治疗，痛经者的病态基础体温，在月经来潮时下降缓慢，且下降不到位。以胞宫阴阳四象转化曲线分析，是阳虚推动乏力，故血滞凝块，留处宫中难下，块下则痛减。寻根探源，除内膜移位之痛经外，均系生殖系统发育不良。故治痛经或痛经不孕者，除行经前提早投入活血化瘀通经药外，还须加入性激素中药壮阳温经，以提高生理功能，则痛经始能根治。

5．其他类不孕

精神因素、环境条件、工作压力、生活规律、饮食习惯等因素，都有可能导致不孕。治疗此类患者，首先应劝导患者调整生活规律，健康饮食，放松精神，尽量避免服药，以免打乱或干扰整体、胞宫阴阳。如需服药，也应根据基础体温对症下药，平补阴阳，以提高患者体质为主。

## 五、小结

妇女不孕原因多多，不胜例举，其共同特征是胞宫阴阳四象转化曲线紊乱不能达到标准。

治疗的手段是用标准基础体温曲线衡量病态基础体温，分析胞宫阴阳盛衰、转化状况，再用药调治胞宫阴阳，促使其恢复正常标准，则怀孕即在其中。透彻地说，用中药治疗不孕，就是帮助不孕患者调节好生理功能和体质，为受孕创造条件。

世上没有专门的种子丸可寻，唯有根据不同患者的病态基础体温，结合临床辨证用中药调治，并指导帮助患者纠正不良生活规律、饮食习惯等因素，才是治疗患者的捷径。

余治愈的不孕案例中，半年成功率可达85%的秘诀，全靠阴阳四象诊断法，从不迷信单方、验方、秘方、从未开过一味西药，处方张张公开，全由病员自行配药，成功率高就在于辨证方法与众不同而已。

# 第二章　四象诊断法在调经中的应用

## 第一节　月经先期

### 一、概说

经行先期即行经周期之天数不足，每次月经来潮总比上次提前，所以叫作月经先期或超前。一般超前一二天尚属正常，但超前五六天乃至十来天者即属病理先期。古人对月经先期的论述颇多，一般倾向于经行先期多属于热。亦有偏向于属虚，气血虚损，不能摄血等解说。李梴曾说："以经期言之，对期者，性和血足易受孕，只差一二日，亦不为害。”张景岳《妇人规》曰：“所谓经早者，当以每月大概而论。”又说：“勿以素多不调，而偶见先期为早。”一般经行先期，属血热者多，所以朱丹溪说：“先期而至者血热”。然而在临床中，经行先期属热者固多，但属虚属瘀者也不少见，因此不能只根据超前即作血热论治，必须对经量的多少、色的淡深、质地稀浓以及舌苔脉象综合析而定。正如张景岳《妇人规》中所说：“所谓血热者，当以通身脏象论……勿以脉象无火，而以经早者为热。”

## 二、四象辨证法治月经先期

月经先期，中医的传统辨证法虽辨证详细，用药安全，但在临床要做到确切辨证，没有扎实的望问闻切根底是很难辨别清楚的，其最大缺点就是医书中基本上没有具体介绍用药时段，药方几乎是从月初到月底都能服用。而采用胞宫阴阳转化曲线分析则可看出，月经周期中存在着阴阳转化的时段性。例如：阴值期偏短的阴虚证，用养阴清热药滋阴凉血是正确的，可以延缓排卵，从而达到延长月经周期的目的。如果养阴清热药用于已排卵后的高向阳值期时段，则滋阴凉血势必中和抵消

（补一分阴，消一分阳）原来正常的阳分，不但于病无益，相反有凝滞行经的副作用，甚至有形成痛经的危害性。传统辨证论治无法确辨用药时段，而采用四象诊断法即能根据病态基础体温来确定调治时段，在相应的用药时段稳准的使用相应的中药。

在临床门诊中，月经先期者的共同特征是：周期基础体温曲线偏短，都达不到三十天。周期天数的偏短，说明了胞宫阴阳运行的速度太快。在实践中往往见到有不少患者的基础体温的高低是标准的，两侧的长度是对等的，这说明胞宫的阴阳是平衡的，仅是阴阳运行的速度过快而已。由此余认为，除传统的阴阳转化解说之外，胞宫阴阳转化还应有另一种动力驱动着，这一种动力应该是人体的生理功能及性功能。故一般来说，月经先期者比月经后期者的性欲要强盛得多，所以在如上所言的基础体温下，只须择几味具有抑止性功能的中药缓缓服用，抑制过于强盛的性功能，同时在平时的饮食中忌食辛辣及具有性冲动之食物，月经先期即能自行调整。只有基础体温的阴值期或阳值期不标准或阴阳两侧不对称的患者，才应根据不同的病态基础体温，分析不同时段的阴阳盛衰状况，用中药加以校正。

在月经先期的临床中，另一类极易误诊的是经间出血症。有些患者往往述说不清，只说月经提前，每月二潮或二月三潮，故在不测基础体温的传统诊断法中不容易确诊，而采用四象诊断法则可根据基础体温曲线正确辨证患者误认为月经先期的经间期出血症。

## 三、月经先期常见病态基础体温类型

### 1. 低向体温偏短型

低向不足十四天即转化为高向。治疗原则应经净之后速投养阴清热、滋阴凉血之方，同时兼入止性药物，以期滋阴抑阳，延缓阴阳提前转化，则月经在合理的用药中自行推迟。如高向能维持十四天者则不必投药，是因高向基温一般只能维持十四天，如果投之凉血清热之方药，反而使正常的行经变得滞而不畅。(参见下图)

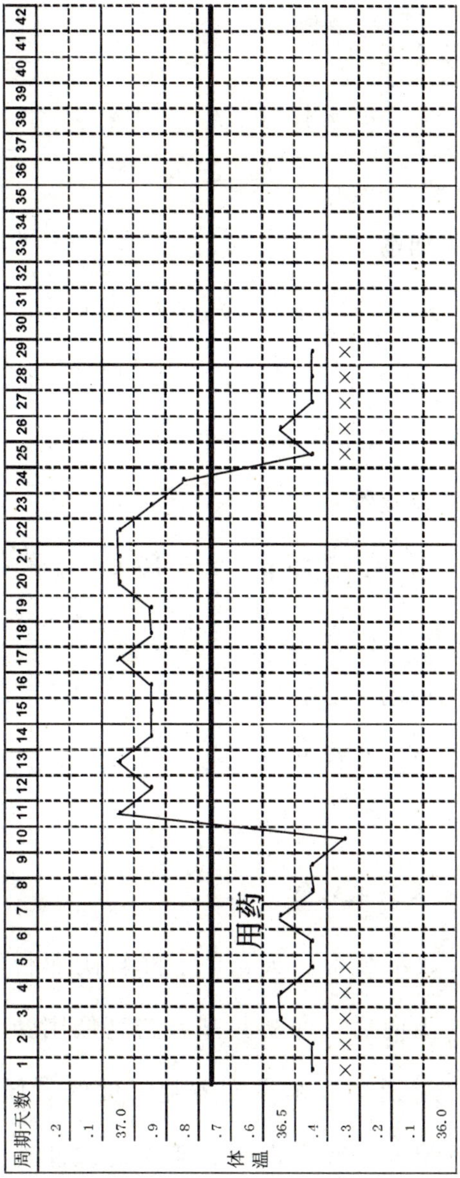
周期天数
1 2 3 4 5 6 7 8 9 10 11 12 13 14 15 16 17 18 19 20 21 22 23 24 25 26 27 28 29 30 31 32 33 34 35 36 37 38 39 40 41 42
体温
.2
.1
37.0
.9
.8
.7
.6
36.5
.4
.3
.2
.1
36.0
用药

选择方药：

**（1）芩连四物汤**

当归 10 g　生地 10 g　白芍 10 g　黄芩 10 g

黄连 2 g

**（2）先期汤**

生地 6 g　当归 6 g　白芍 6 g　黄柏 3 g

知母 3 g　黄芩 3 g　川芎 3 g　阿胶 3 g

艾叶 2 g　炙甘草 2 g

**（3）地骨皮饮**

当归 10 g　生地 15 g　白芍 10 g　地骨皮 10 g

丹皮 6 g

**（4）两地汤**

生地 30 g　玄参 30 g　麦冬 15 g　地骨皮 10 g

阿胶 10 g

2. 高向天数偏短型

高向天数不足十四天，即下降转阴而行经。治疗原则应在转入高向后，即视其基温的高低用药。偏高者是少阴不足守之乏力，须滋阴养血；偏低者属太阳不足，可采用补气摄血，壮阳助阴，兼入促进性功能药物，以期延缓阳值期。（参见下图）

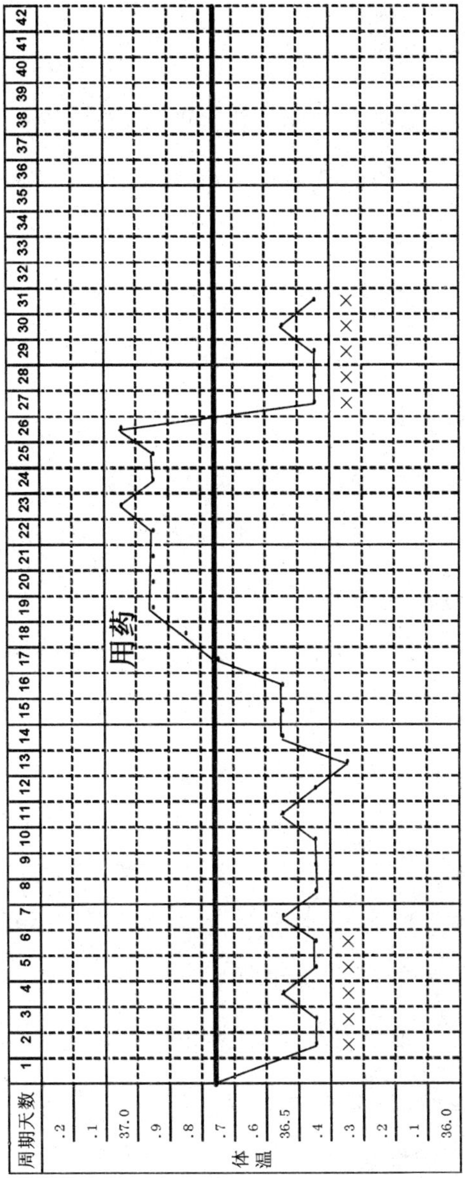
周期天数
体温
.2
.1
37.0
.9
.8
.7
.6
36.5
.4
.3
.2
.1
36.0
1 2 3 4 5 6 7 8 9 10 11 12 13 14 15 16 17 18 19 20 21 22 23 24 25 26 27 28 29 30 31 32 33 34 35 36 37 38 39 40 41 42
用药

选择方药：

**（1）圣愈汤**

熟地6 g　黄芪6 g　党参6 g　当归3 g

川芎3 g　白芍3 g

**（2）补气固本丸**

党参　炙甘草　茯苓　白术　炒黄芪　砂仁

水泛为丸梧桐子大，每日二次，每次二十五粒

**（3）归脾汤**

党参5 g　黄芪5 g　白术5 g　茯苓5 g　当归5 g　龙眼肉5 g

远志5 g　枣仁5 g　木香5 g　甘草5 g　水煎服

**（4）益胃升阳汤**

黄芪6克　白术6克　神曲5克　归身5克

陈皮5克　党参5克　炙甘草3克　升麻2克

柴胡2克　黄芩2克　水煎服

3．双向偏短型

低向和高向天数多不足十四天，低向和高向天数相等。基础体温的高低标准者，是阴阳运行过速，一般在月经净后用养血清热药，兼入止性药即可。（参见下图）

方药选择：

**（1）六味地黄丸**

**（2）知柏地黄丸**

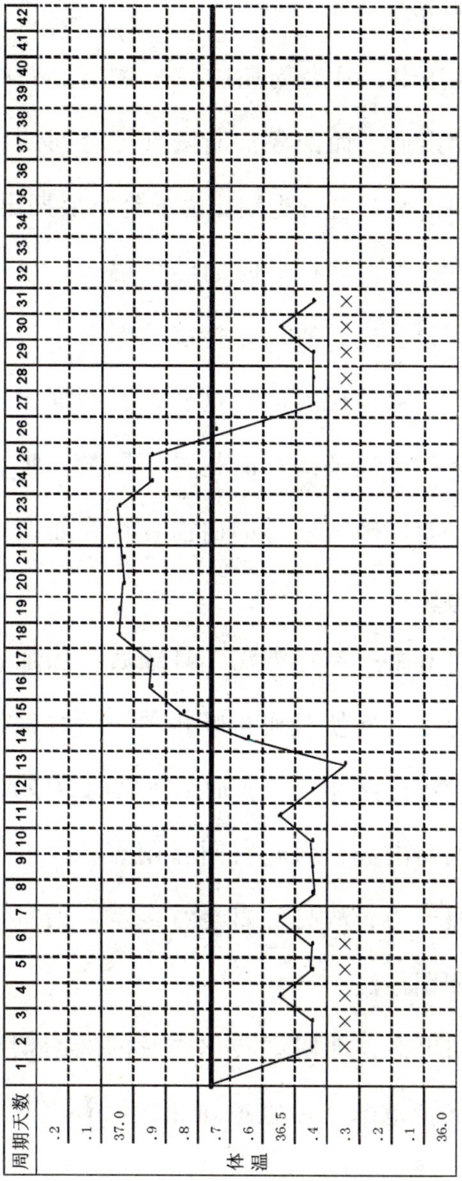
周期天数
体温
.2
.1
37.0
.9
.8
.7
.6
36.5
.4
.3
.2
.1
36.0
1 2 3 4 5 6 7 8 9 10 11 12 13 14 15 16 17 18 19 20 21 22 23 24 25 26 27 28 29 30 31 32 33 34 35 36 37 38 39 40 41 42

4. 经间期出血者

传统诊法中，月经周期中除来潮出血外的出血都统称为经间期出血。而四象诊断法则把经间期出血分成三类：排卵期出血、经行先期出血、经行后期出血。

有不少女子正常行经时的经量偏少，往往把经间期的出血误认为月经。所以在传统诊断法中，仅凭病人述说及望诊、切脉是很难区别这三种经间期出血，而三种经间期出血的治法及用药时机是不同的。唯有测基础体温之后，才能正确区别排卵出血、月经先期或月经后期的经间期出血。

经间期出血的治疗方法：月经后期出血，在行经期时宜活血化瘀，务使经血排畅排尽。治宜根据基础体温的高低以少腹逐瘀加减，或加温热之药，或加凉血之品。

月经先期出血，为胞宫阴盛阳衰，太阳太盛，少阳不足，固摄乏力，故见红直至月经至。治宜采用补气摄血法、壮阳固经法。

排卵期出血，即阴阳转化之时的经间期出血，属传统中医的赤带范畴。治宜凉血止血，补气摄血。（参见下图）

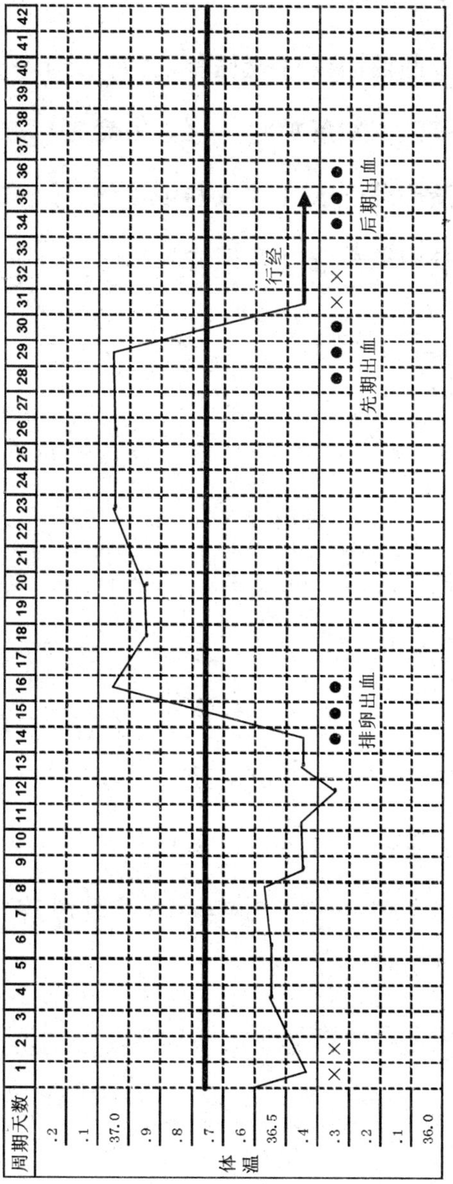
周期天数
体温
1 2 3 4 5 6 7 8 9 10 11 12 13 14 15 16 17 18 19 20 21 22 23 24 25 26 27 28 29 30 31 32 33 34 35 36 37 38 39 40 41 42
.2
.1
37.0
.9
.8
.7
.6
36.5
.4
.3
.2
.1
36.0
排卵出血
先期出血
行经
后期出血

方药选择

(1) 少腹逐瘀汤(《医林改错》方)

(2) 芩连四物汤加味(《医宗金鉴》方)

(3) 清心莲子饮(《女科证治约旨》方)

(4) 补中益气汤(东垣方)

【按语】

综上所述，月经先期的调治应以病态基础体温为依据，分析病因症结，顺阴阳转化，逐段调理，校正胞宫阴阳，促使其达到最佳水平的平衡和标准的运行速度。

月经先期患者，如高向基温偏低，低向偏高的温差偏小，则有可能是子宫偏小。治宜视具体情况平补阴阳，一般在低向期以七分阴三分阳补之，高向期七分阳三分阴补之，顺其阴阳转化规律用药，即顺阴阳则生。

病案五可作参考。

## 第二节　经行后期

### 一、概说

经行后期与经行先期相反，是每次行经日期滞后于上月，如滞后二三天则属正常范围，不属病症，滞后五天以上者才是经行后期，如是二三月行经一次则属月经稀发（不含正常的居经）。传统中医理论认为经行后期属寒，《素问·离合真邪论》中曾说："天寒地冻，则经水凝泣。"寒凝血滞故经行后期，又有痰瘀阻塞经络、血枯涩而滞等论述，百家争鸣之说，因人而异。

### 二、四象辨证法治月经后期

月经后期者，从病态基础体温上看，整条基础体温线偏长，而胞宫阴阳运行转化的速度缓慢，尤以阴值期偏长是经行后期的共同特点。由此可知，月经后期是因胞宫的阴阳之中阴有余阳不足导致。阴主静，阳主动，胞宫阴盛阳衰，胞宫阴阳转化的原动力不足致患者生理功能欠佳，性欲淡薄。亦有少数患者是因慢性疾病、失血性疾病，引发的血虚型月经后期。故在临床中，应以病态基础体温依据，根据低向温度偏高或偏低状况加以调治。

## 三、月经后期常见病态基础体温

### 1. 低向基温偏低型

低向基础体温偏低型，是指患者在阴值期基温低于36. 3℃以下者。发生这一类的病态基础体温，除胞宫阴盛阳衰转化乏力之外，常与整体的阳虚有关。治疗原则应在行经时活血温经，经净后即补气养血，壮阳调经，提高低向基温，以期促使提早排卵转入阳值期，则经行后期相应提前。（参见下图）

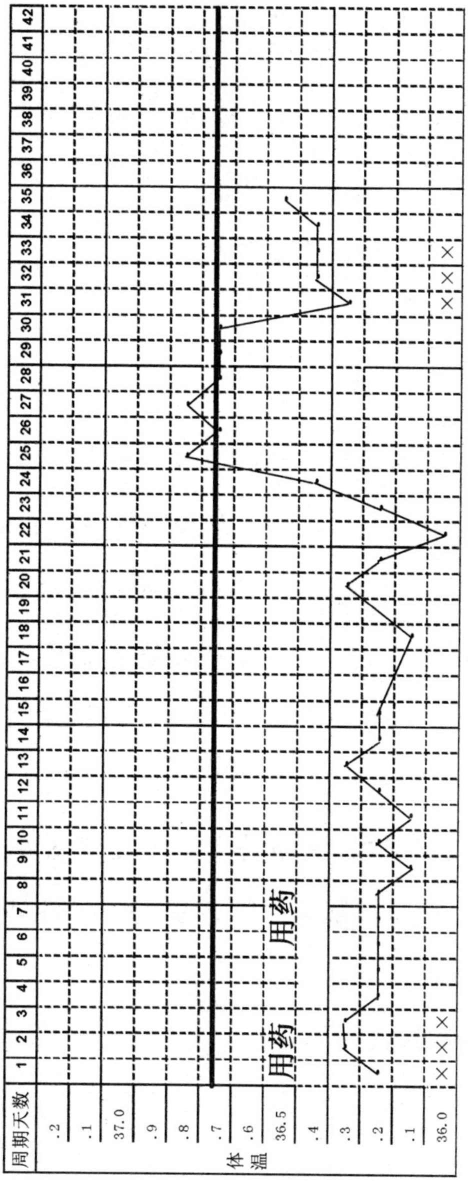
周期天数
体温
用药
用药
36.0
36.5
37.0

方药选择：

（1）**过期饮（《女科证治准绳》方）**

（2）**吴茱萸汤（《医宗金鉴》方）**

（3）**人参养荣汤（局方）**

（4）**大温经汤（金匮方）**

2．低向基温偏高型

低向阴值期基础体温的温度偏高者，体温到该转化时却不能转化，迁延不升，属整体阴亏，供给胞宫阴阳的阴血不足，阴阳失衡。治疗原则应采用欲进先退法，在月经净后宜投养血生津、活血清热之药，务使基础体温下降到位，再转用补气养血兼入提高生理功能的中药。基温上升后的阳值期，应视其基础体温的高低用药，低则温之，高则抑之，平则平补。但在清热养血药中禁入凉血止血、具有抑制生理功能的中药。（参见下图）

药方选择：

（1）**地骨皮饮**

（2）**玉烛散**

（3）**柏子仁丸**

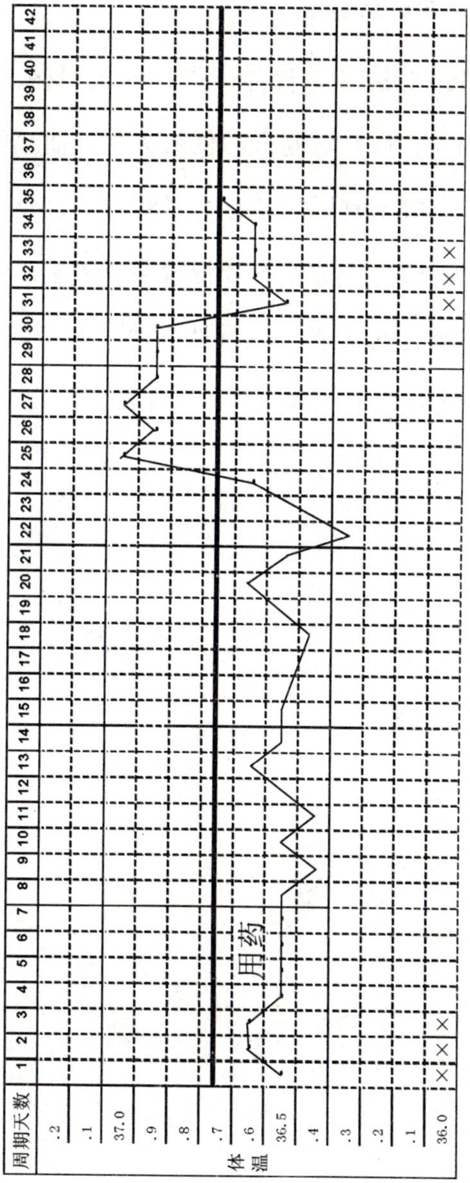
周期天数
1 2 3 4 5 6 7 8 9 10 11 12 13 14 15 16 17 18 19 20 21 22 23 24 25 26 27 28 29 30 31 32 33 34 35 36 37 38 39 40 41 42
体温
.2
.1
37.0
.9
.8
.7
.6
36.5
.4
.3
.2
.1
36.0
用药

3. 双向基温偏高型

此类月经后期者是整体阴虚，内热炽盛，消烁津血，整体津血偏少，自然对胞宫的供给欠少，而且不能满足胞宫生理需要，故胞宫阴阳转化显得缓慢，这是人体自我调节的本能。一般这一类型的经行后期者的基础体温都高于标准，所以要注意患者有无慢性出血，如齿衄、鼻血、痔血等。治疗原则应滋阴养血，兼治脾胃，以收全功。（参见下图）

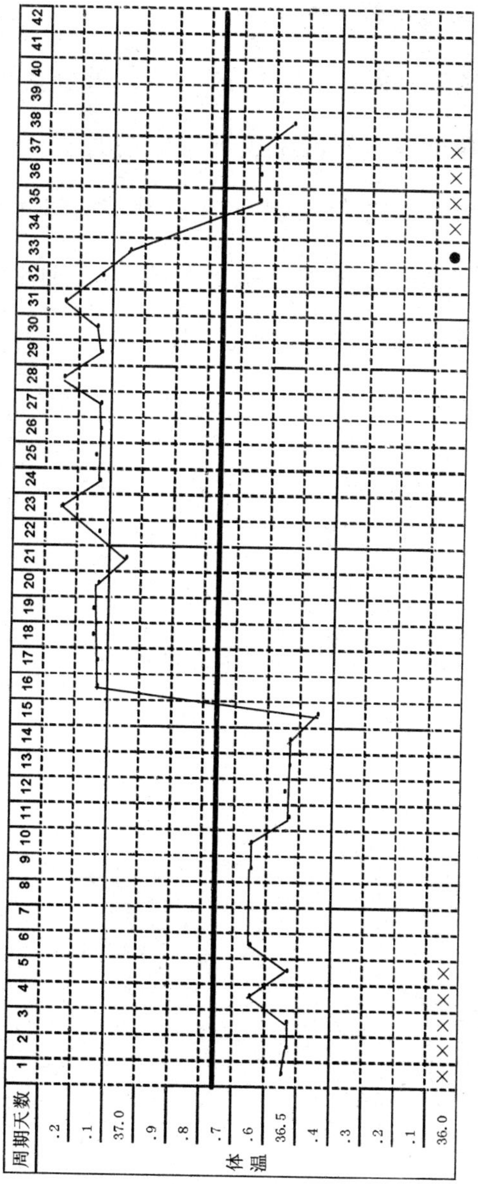
周期天数
1
2
3
4
5
6
7
8
9
10
11
12
13
14
15
16
17
18
19
20
21
22
23
24
25
26
27
28
29
30
31
32
33
34
35
36
37
38
39
40
41
42
体温
.2
.1
37.0
.9
.8
.7
.6
36.5
.4
.3
.2
.1
36.0

4. 低向基温呈锯齿型

痰阻经络之后，气血通道窄小，供血受阻，则胞宫阴阳转化速度减慢。因痰阻而引起的月经延期，常见病态基础体温偏低于标准且如锯齿型。血瘀虽同为阻塞，但血瘀者常见病态基础体温，尤其是低向阴值期往往出现高于标准的锯齿型。（参见下图）

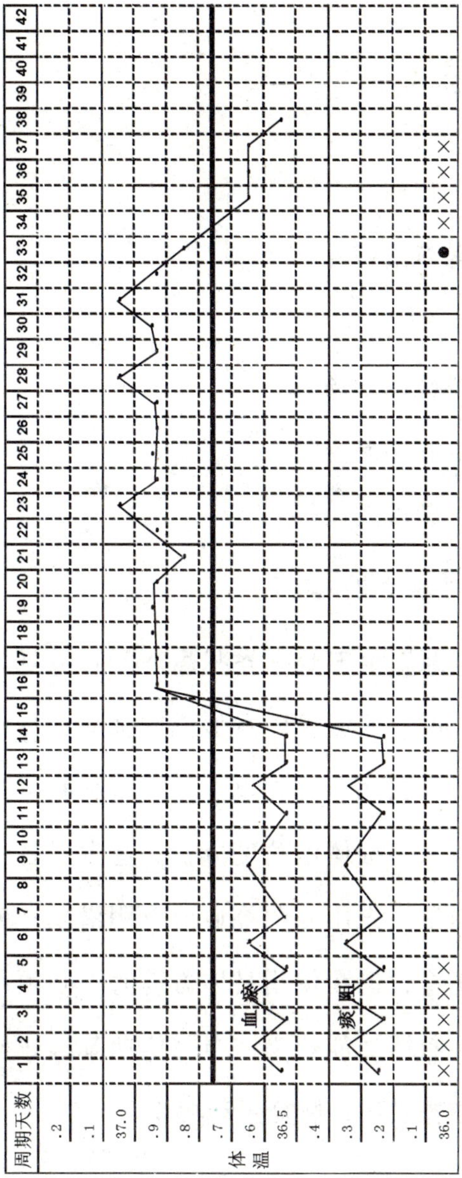
周期天数
体温
血瘀
痰阻

方药选择：

**痰阻**

（1）二陈汤

（2）导痰汤

（3）礞石滚痰丸

**血瘀**

（1）桃红四物汤

（2）少腹逐瘀汤

（3）大黄䗪虫丸

5. 基温处于中心零界型

基础体温处于中心零界状态的经行后期，一般是内科疾病或崩漏、人流等因素形成的贫血症导致胞宫阴阳转化功能自动关闭。如无以上原因，则有可能是月经稀发或闭经。从基础体温角度分析，这类患者的调治应采用欲进先退法，先用养阴补血或育阴潜阳，务必先使阴值期恢复正常，但在使用具体方药时，必须严格去除凉血凝血、抑制性功能药物，当阴值期基温正常之后，应尽快用壮阳益阴法，恢复阳动功能。

**【按语】**

通过对经行后期的病态基础体温的长期观察，发现经行后期的共同性是阴值期偏长。这类病态基础体温曲线还原而作出的阴阳四象圆图明显可以看出，阴与阳的二个侧面，明显存在着阴阳的不均匀性。所以治疗的最佳时机是月经净后即选用补气养血、壮阳激性之方剂，抢先介入补阳消阴，即补一分阳消一分阴，只要达到阴值期十四天后转阳，即已达到目的。如果高向基础体温高低正常，则已不必服药，因为高向基础体温最长不超过十四天，除非怀孕。故在调治经行后期时，不必考虑高向期是否延长。

病案十七可作参考。

## 第三节 闭 经

### 一、概说

关于闭经，祖国医学早有论述，《素问·阴阳别论篇第七》说："二阳之病发心脾，有不得隐曲，女子不月"。意思是说所思不遂，则心脾之阴暗耗，而闭经之病渐成。《素问·灵兰秘典论篇第八》说："心者，君主之官也，神明出焉。肝者，将军之官，谋虑出焉"。它认为人们一切精神活动，无不与心肝休戚相关，心君泰然，百体自然从命。因此，月经的闭止不是单纯的生殖器官病变，精神因素同样会影响月经。寇宗爽说："童年情窦早开，积想在心，月水先闭"，认为忧愁思虑则伤心，心伤则血耗竭，故经水闭。此外刘完素又说："年少醉入房室，气竭肝伤，故经衰不来。肝伤则血涸，脾胃相传，大脱其血，目眩心烦，故月经不来也。"这告诉我们，纵欲无度，耗伤太过，也能导至闭经。

## 二、四象诊断法治闭经

月经之血出自胞宫，胞宫之血来自整体气血的供给。从月经的胞宫阴阳与脏腑阴阳关系图中可以看出，心主血，脾统血，肝藏血，肺主气，肾主精，任何脏腑的病变达到一定程度，致使整体阴阳气血不足时，有可能会自动关闭对胞宫气血的供给。故闭经之症除与胞宫（生殖系统）有关外，常与五脏阴阳正常与否有关，因此调治闭经应结合整体阴阳的调理。

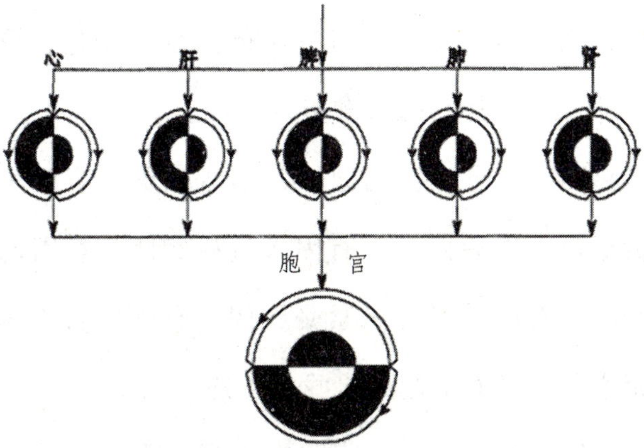


引起闭经的原因有很多种：如血枯经闭、血滞经闭、血瘀经闭、热涸经闭、痰阻经闭、气郁经闭、脾虚经闭、

虫积经闭等。

经闭之证，历代中医妇科书籍中都有记载，证型分别较详，遗憾的是经闭与月经后期、月经稀发没有明确的时间界限，因为月经后期、月经稀发、经闭三种疾病的共同特征都是月经到期不潮。尽管三种疾病各有其具体病因病机，然而对三种疾病综合分析，无非是月经周期时间长短、疾病轻重的区别。月经后期如有常规周期天数则一般没什么大害，如是周期天数越延越长，即有月经稀发趋势，长期月经稀发，即有可能成为经闭。

经闭者胞宫阴阳严重失衡，孤阴少阳，阴阳停止运行，故在病态基础体温上，只能看到一条单向线在无限期延伸。当治疗过程中一旦基础体温发生变化，形成双向基础体温，则月经的来潮指日可待。

引起胞宫停止运行的原因是多方面的，有因少女发育不良经行几次后停经，有因人流后经闭，有因乙黄周疗后经闭，有因学习考试紧张经闭，有因内科疾病、整体健康水平下降而引起的自我保护的经闭。

阴主静，阳主动，今胞宫中阴阳严重失衡，阴阳之运动自然停止矣。分析其病因无非是胞宫自身阴阳的运动障碍、内科疾病引起的整体阴阳障碍、精神因素环境变化的影响，以及盲目的减肥美容、过度药物避孕、药流人流等诸多人为因素的影响。

无论器质性经闭或功能性经闭，在阴阳四象诊断法中其共同的特征都是病态基础体温单向且无限期延伸。

## 三、闭经常见的病态基础体温

1．低向温度高于36.4℃者

这类体温是整体阴阳中阴虚阳盛或虚阳上越之表现。治疗应采用欲进先退法，结合脏腑辨证，用滋阴生津法、养阴清热法、育阴潜阳法，先促使偏高的病态基础体温回归到正常的阴值期标准，以健全阴分，为下一步恢复阳分打下基础。当阴值基础体温正常十四天后，即应转变方药以温通壮阳之药为主，促使由阴值转向阳值，一旦基温转化，意味着月经在十四天内就能来潮。

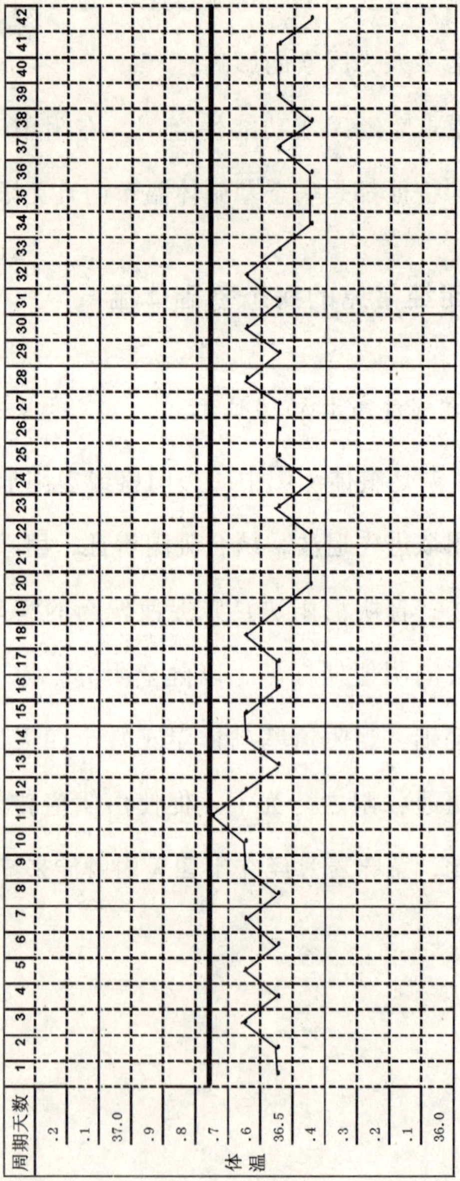
周期天数
体温
.2
.1
37.0
.9
.8
.7
.6
36.5
.4
.3
.2
.1
36.0
1 2 3 4 5 6 7 8 9 10 11 12 13 14 15 16 17 18 19 20 21 22 23 24 25 26 27 28 29 30 31 32 33 34 35 36 37 38 39 40 41 42

2．基础体温偏低的单向者

基础体温低于36.3℃，单向无限期延伸的闭经者是胞宫阴阳中孤阴少阳。阴主静阳主动，阴阳的转化是依赖于阳气推动的，今胞宫阳分不足，则无力运行。一般年青患者可以用中药治疗，用大剂壮阳、温通冲任之药，补阳消阴，促使胞宫恢复阴阳，则月经始能再行。而四十岁以上者，如有胞宫阴阳离决提早绝经的迹象，用药恢复月经的可能性不大。

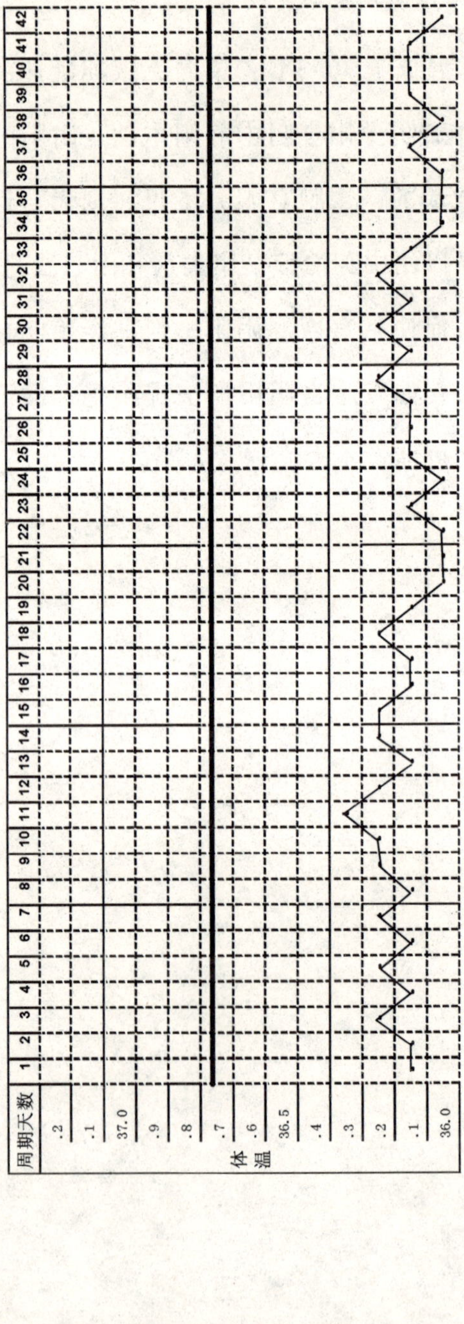
周期天数
体温
.2
.1
37.0
.9
.8
.7
.6
36.5
.4
.3
.2
.1
36.0
1 2 3 4 5 6 7 8 9 10 11 12 13 14 15 16 17 18 19 20 21 22 23 24 25 26 27 28 29 30 31 32 33 34 35 36 37 38 39 40 41 42

### 3. 基础体温呈锯齿形单向者

基础体温长期呈锯齿形，高低起伏不定，单向无限期延伸者，是属血瘀或痰阻范畴，治疗宜用活血化瘀或祛痰通经之药。

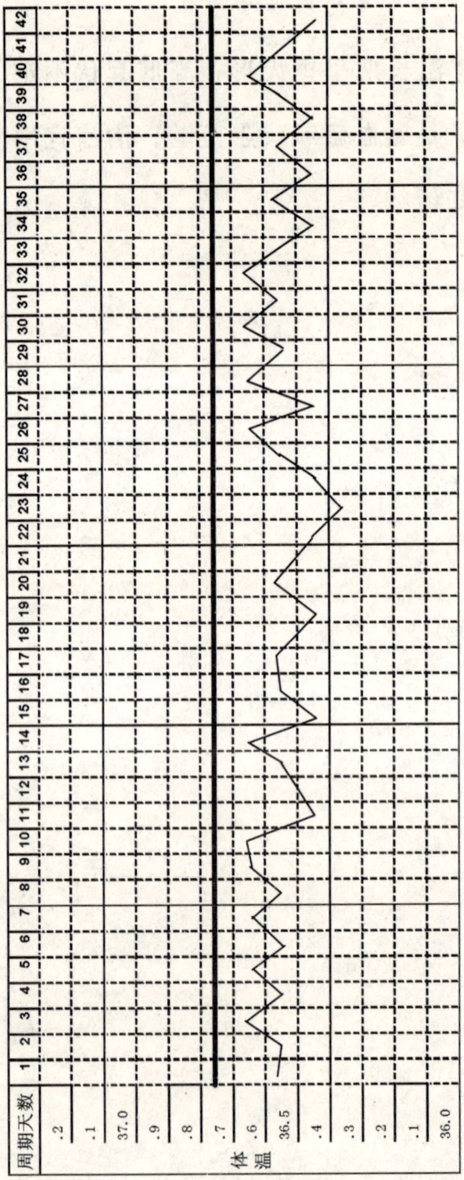
周期天数
1 2 3 4 5 6 7 8 9 10 11 12 13 14 15 16 17 18 19 20 21 22 23 24 25 26 27 28 29 30 31 32 33 34 35 36 37 38 39 40 41 42
体温
.2
.1
37.0
.9
.8
.7
.6
36.5
.4
.3
.2
.1
36.0

**【按语】**

凡在治疗月经后期、月经稀发、经闭者的过程中，无论阴虚证、阳虚证或血枯证，在补血养血、清热养血过程中，应慎用或不用生地、龟板、知母、黄柏等具有抑制性功能作用的药物，而代以其他滋阴生津、养血活血之药。因为月经后期、稀发、经闭者的病证症结，在于胞宫阴阴失去平衡或胞宫阴阳停止运行。从病态的基础体温上看，都是由于阴值期延长或无限期延长。所以月经的延期是胞宫的阴有余，阳不足，缺乏转化动力，此动力就是因性功能不足而缺少，所以凡具抑制性功能之药物，都应列入禁用之列。更不能把阴阳的转化说成是重阴必阳，重阳必阴，物极必反，认为阴不转阳是阴未长到极点，而一味滋阴，则与疾病背道而驰矣。

不建议月经后期、稀发、经闭患者接受西医的激素疗法，此类患者还是应以调整胞宫阴阳、整体阴阳为先，基础体温一旦靠自身（激素类外力不太可靠）转化后，月经自然会来潮。

病案二可作参考。

## 第四节　经行先后无定期

### 一、概说

经行无定期者，是指每次月经来潮或提前或延期，从无准确定期，其经量或多或少亦无一定，盖经之乱也，经之乱责之气，因气为血帅，气行血行，气滞则血滞，气之畅行与否影响了经行前后之参差。而《叶氏女科证治》曰："月经或先或后，此因脾不胜，不思饮食，由此血衰，故月经往后，或次月饮食多进，月水又往前矣"，此言脾虚亦能致经行无定期。更有瘀血不除，新血不得归经，也会造成经行无定期。临床必须综合观察，辨别虚实，分别施治。

### 二、四象诊断法治经行先后无定期

经行无定期，多因肝气郁结、肾气不足、脾胃虚弱、瘀血痰湿，以及思虑过度、忿怒不已、生活无规律、环境变化、饮食失常等原因所致。

一般经行无定期者不算病人，经行不定期只是亚健康状态的一种表现。经行无定期者孕育较为困难是因排卵期不定。

因经行不定期不孕者，可在排卵日前后二到三天同房，即可增加受孕的概率。这可以通过测基础体温清晰了解排卵期。

月经先后无定者，应根据病态基础体温的高与低、长与短，对照标准基础体温给予适当调治。调治整体阴阳的同时，调整生活规律，注意饮食起居，唯整体阴阳平衡，月经的先后无定期才会变成定期来潮。

病案十七可作参考。

## 第五节 崩漏

### 一、概说

崩漏是血崩和经漏二种疾病的总称，崩如山岳之倾，来势较猛，漏如屋漏之水滴漏不停。崩久必漏，漏久必崩，二间之间互为因果，然病因病机几乎相同，是故崩漏二症常合而讨论。

各家中医妇科书中都有崩漏记载，如《医宗金鉴》说："妇女经行之后，淋漓不止，名曰经漏；经血忽然大下不止，名曰经崩。"《巢氏病源》说："妇人月水，非时而下，淋漓不断，谓之漏下，忽然暴下，谓之崩中。"《济生方》中说："崩漏之候，本乎一证，轻者谓之漏下，甚者谓之崩中。"从这些文献中，可以了解到崩漏的区别。

崩漏的病因，在《素问·阴阳别论篇第七》中已有叙述："阴虚阳搏谓之崩"。《女科指掌》中又说："悲哀太过则心系急，肺布叶举而上焦不通，热气在中，故血走而崩也。”《女科经纶》说：“少阳司天之政，初之气，风胜乃摇，候乃大温，民病血崩。”根据文献记载的这些说法，崩漏不外乎阴伤不足，七情动中，外因的风、寒、暑、湿、燥、热之客邪侵袭及自身体质虚弱之内因所致，积热在里，迫血下行。

## 二、四象诊断法治崩漏

崩漏之病在传统的中医辨证中，证型分类极详，治法方药具全。总观分类证型，归纳而分析，崩漏之治疗不外乎清源、断流、疏瘀、固本复原而已。

在临床门诊上，由于病员就诊前的奔波，患者的面貌特征、脉象的乖乱已非原样，给医生带来一定的辨证难度，于是乎绝大部分医生，变辨证论治为凭经验而治。而通过分析患者的基础体温，可以准确辩证。

## 三、崩漏常见病态基础体温

### 1. 单向偏高型

标准的基础体温在月经来潮前一二天，基础体温已有下降趋势，到行经第一天理应降到36.3℃～36.4℃。而崩漏的病态基础体温行经十余天，基础体温仍处于36.7℃上下，呈单向迁延性渐进。其中有行经时量多转为淋漓不断者，也有行经时量偏少而淋漓不断者。

该病态基础体温还原于阴阳圆图，则显阴虚阳亢。阳主热阴主寒，今阳不转阴，为阳有余阴不足，故治疗上采用养阴清热、育阴潜阳法，使基温下降到位，崩漏即会停止。经停之后仍需继续观察调理，以防病情反复，直至基础体温调至标准双向，则下次月经来潮崩漏就不会发生。

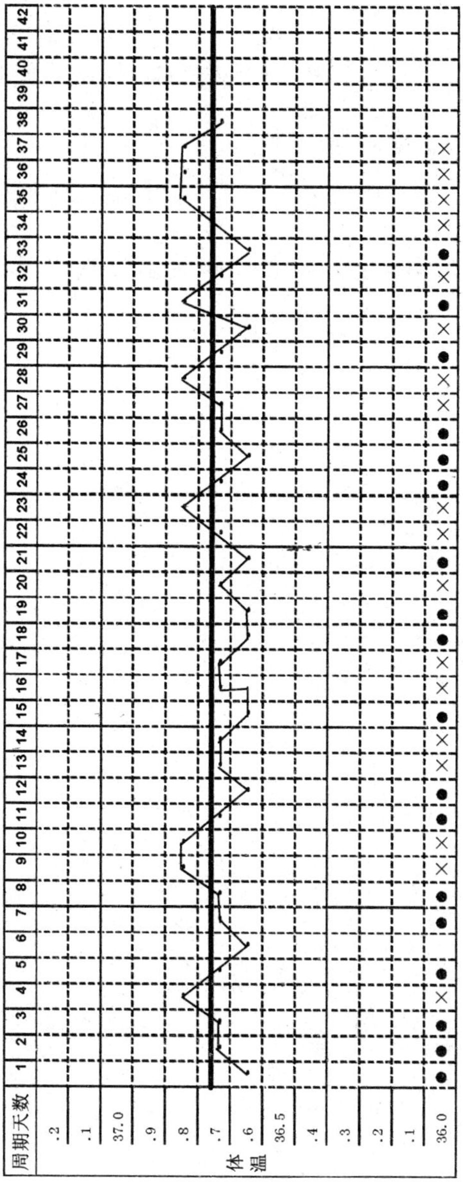
周期天数
1 2 3 4 5 6 7 8 9 10 11 12 13 14 15 16 17 18 19 20 21 22 23 24 25 26 27 28 29 30 31 32 33 34 35 36 37 38 39 40 41 42
体温
.2
.1
37.0
.9
.8
.7
.6
36.5
.4
.3
.2
.1
36.0

2. 单向偏低型

素体阳虚之人，即原有基础体温高低向偏低者，月经过后淋漓不断，基温常在36.3℃以下，迁延作无限期延伸者，是胞宫阴盛阳衰，太阴太盛，少阳不足，固摄乏力，故经漏不止，如遇排卵或第二次月经，即有崩下趋势。故治宜采用补气摄血法，壮阳固经法。

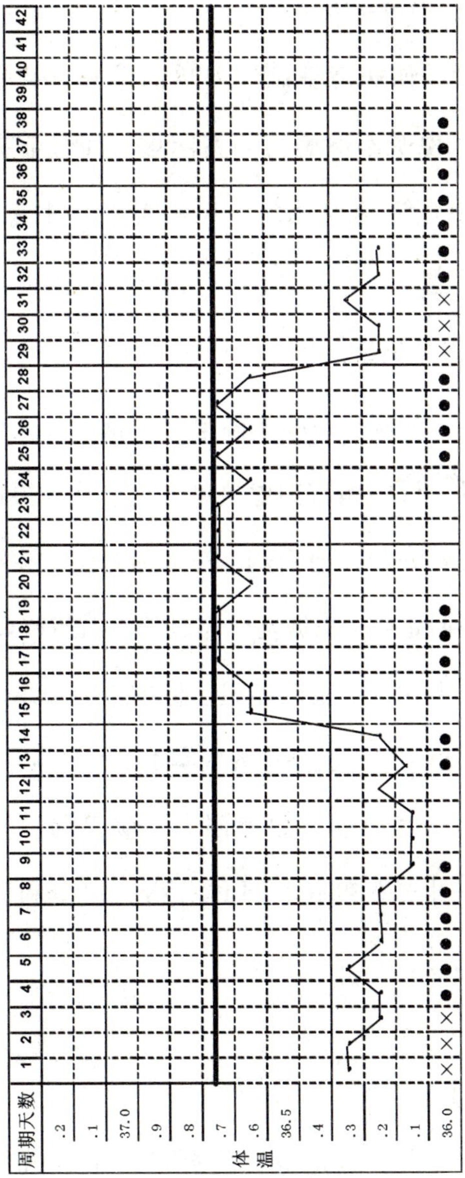
周期天数
体温
.2
.1
37.0
.9
.8
.7
.6
36.5
.4
.3
.2
.1
36.0

3. 单向偏高锯齿型

崩漏者，如病态基础体温单向偏高，且呈不规则上下跳动者，说明不但胞宫阳盛阴虚，而且兼夹血瘀症或夹热痰。治疗应凉血化瘀。夹痰者经血中夹黄白脂膜，治宜凉血化痰。

4. 单向偏低锯齿型

崩漏者，如病态基础体温单向偏低，且呈锯齿状不规则上下跳动，说明胞宫阳虚挟瘀，宜于补气摄血药之中入活血化瘀之药，如云南白药、三七粉之类。夹痰者兼入化痰之药。崩漏止后，根据基础体温随症用药调理一段时间，务使基础体温达标。基础体温达标则说明该患者不但生殖系统功能已正常，而且整体的健康水平亦已恢复。

至于因子宫肌瘤导致崩漏者，应根据不同年龄、肌瘤之大小、生长之部位，具体分析，权衡利弊，决定手术或保守治疗。

【按语】

崩漏之症，在治疗过程中，不但要详细辨别胞宫阴阳属性，而且要结合脏腑阴阳辨证。

虽然崩漏是出血不止，但经血与创伤性出血性质不同，是故在治疗崩漏过程中，应着重于生理功能的调节，务使胞宫阴阳恢复平衡，恢复正常运行。不能为达到速效止血之目的而强行止血。血入胞宫，早晚总须排出，旧血不去新血不生。而活血化瘀之药在某些场合下，能够加强新陈代谢，起到恢复血运功能作用。因此，只要是使用适当的活血化瘀药，也能达到止血的效果。相反，用大剂炭类止血药或大剂寒凉止血药强行止血，则易引起经血凝滞胞宫，变生它症，如巧克力囊肿之类。独家之言，供参考。

病案一、三可作参考。

## 第六节　月经过多

### 一、概说

月经过多，是指历次行经过多，超过一般妇女正常的经量，但不失其一月一行的周期性。如果周期准，血色正常，质地正常，行经天数在七天之内，唯量偏多者，属正常范围。

### 二、四象诊断法治月经过多

月经过多的原因，有因冲任虚衰，气虚不能摄血者，如《坤元是宝》中所说“冲任虚衰，气不能固”。有因血热盛而有余，经得热而妄行者，如《医学正印》所说：“阳胜阴，则经水过多”。而《叶天士女科》中说：“经多，不问形肥形瘦都属于热。”亦有因痰湿者，如

《丹溪心法》所说“痰多占住血海地位，因而下多者”。所以在临床上对月经过多，大致可分为气虚、血热、痰湿三种类型。

月经过多的治法，气虚者宜补气摄血，如兼冲任虚寒则宜温补；血热者宜凉血兼养血，如兼湿热则宜化湿；痰湿者宜祛痰兼利湿，此其大法也。

在临床中，月经先期量多或后期量多者都有之，患者大多数在行经时求诊，此时的处方用药仅是治标，真要治本则还需测基础体温，让基础体温的数据说话。唯有把基础体温调标准，月经的期、量、色、质四项指标才能达到正常。例如有些患者的胞宫阴阳转化曲线经分析，可看出子宫较大，则经量偏多应属正常范围。唯有胞宫阴阳转化曲线失常，才能说明月经过多是一种病症，需要分析其症结所在，合理用药调治。

## 三、月经过多常见的基础体温

### 1. 双向基础体温均偏高于标准型

阴虚有热者，病态基础体温高于标准基础体温。胞宫阴虚则阴守乏力不能固守经血，血热妄行而经量过多，治宜于经净之后，根据基础体温的偏高程度，采用养血清热，凉血固经之法。如属湿热者，治宜健脾利湿，养血渗湿。

2. 双向基础体温均偏低于标准型

病态基础体温低于标准基础体温者，属胞宫阳虚，寒湿浸淫胞宫。阳虚则摄血力差，是因阳虚者血液中水分偏多，故经血虽多，而质稀色淡且凝血性差。治宜壮阳利湿，温阳补血。

3. 基础体温呈锯齿型

基础体温在标准附近高低跳动者，属血瘀或痰结。治宜活血化瘀或化痰消结。同时应建议患者做妇科检查，注意是否有卵巢囊肿、子宫肌瘤、盆腔炎等。

【按语】

女子月经过多的调治，按四象辨证法观点分析，治疗重点不在行经期，而在于行经前期的整个胞宫阴阳转化过程。月经过多是“果”，其“因”却在前期的胞宫阴阳失调，而很多的病因在月经来潮前已形成。

月经的气血来源于气海和血海，如供予胞宫内部的气血质量发生问题，则发生月经失常是理所当然的事。例如阳虚阴湿之体，整体气血中水份过多，平时尚有面肿、足肿现象，进入胞宫之气血同样夹湿，血液中夹湿太多，血浓度欠佳，影响行经期子宫内膜脱落及恢复（凝血性差），故量多而质稀，色淡也。所以说，治疗月经过多的重点，应放在平时整体阴阳、气血、胞宫阴阳的调治。而胞宫阴阳转化曲线（基础体温）正常与否，能间接反映女子健康状况。月经过多是病，是病必然会在基础体温上有所反映。

病案九可作参考。

## 第七节　月经偏少

### 一、概说

月经偏少是指行经总量偏少，少于一般妇女平时的经量，若不及时医治，严重者有闭经的危险。主要原因有血虚、血瘀、痰阻。《万氏女科》中说："瘦人经水来少者，责其血虚少也。"由于血瘀而致经血涩少者，症见少腹痛或胀。肥人经少者，多因痰阻经水难下。

若是高龄妇女，预示将走向绝经，属正常范围。如青壮年不及时治疗，严重的可能导致月经稀发，乃至闭经。

### 二、四象辨证法治疗月经过少

通过长期对病态基础体温的观察，发现月经偏少患者基础体温鲜有达标。基础体温失常，说明胞宫阴阳失衡。病因有多种，有子宫偏小者，有阴虚血枯者，有经络堵道不通畅者，有因慢性失血者，有因受精神刺激者，有受脏腑疾病影响者，等等。

研习中医，单靠收集某病某症某方是远远不够的，必须研讨其原理，尤其是阴阳学说、疾病的整体观，才能自如地辨证论治，即使碰到疑难杂症，也会拿出独特见解来，月经过少之症亦复如此。应用四象诊断法并结合脏腑辨证，才是治疗妇科疾病的捷径。

## 三、月经偏少常见病态基础体温

### 1. 双向基础体温差偏小型

患者的基础体温高向与低向温差偏小，常见于不孕患者。用这一类病态基础体温还原重作胞宫阴阳圆图，制成的胞宫阴阳圆图明显小于标准圆图。这说明胞宫阴阳面积偏小，胞宫阴阳的面积越小则女子的子宫体积也相应越小，宫腔容积自然亦小，经血理所当然而少，这一论点可用超声波或妇检来证实。如是青少年，应抓紧时间及时治疗，务使在生长发育期促使子宫发育完全，以免婚后影响生育。

治疗宜采用平补胞宫阴阳法。顺其阴阳转化规律，阴值期月经净后以滋阴养血为主，兼入部分温肾壮阳的性激素药物（补太阴，少阳）；阳值期以温肾补气为主，兼入养血生津药物（补太阳，少阴）。坚持数月调治，病态基础体温便能逐渐改善，渐而达到标准基础体温，有了标准基温说明子宫已发育良好。由此推论，中药不但能治病，而且具有涵养脏腑器官的功能。

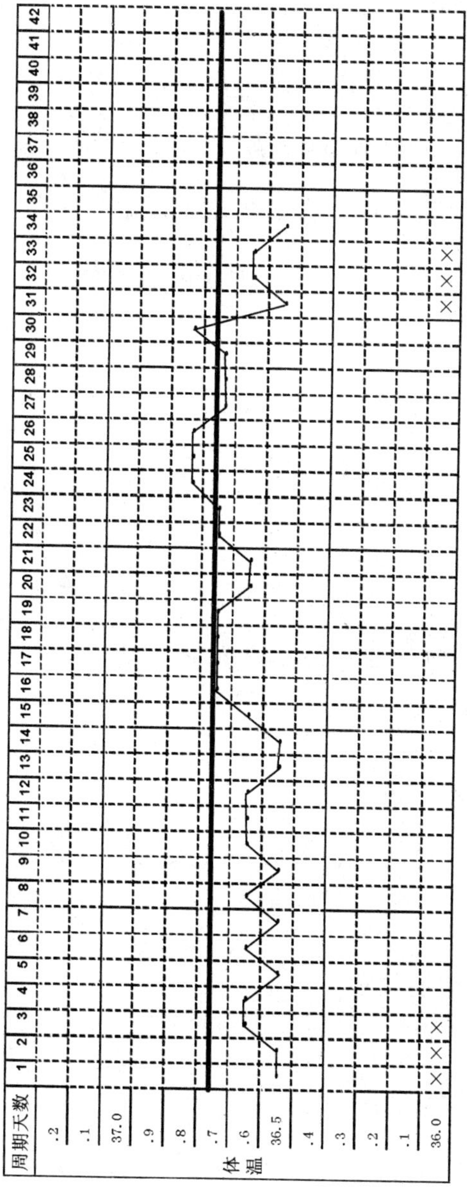
周期天数
体温
.2
.1
37.0
.9
.8
.7
.6
36.5
.4
.3
.2
.1
36.0
1 2 3 4 5 6 7 8 9 10 11 12 13 14 15 16 17 18 19 20 21 22 23 24 25 26 27 28 29 30 31 32 33 34 35 36 37 38 39 40 41 42

2. 基础体温低向偏高型

临床上多见于因慢性失血引起的月经过少患者，如齿衄（每天刷牙出血）、鼻血、痔疮出血等都属慢性失血。由于经常慢性出血，久之形成血虚，整体血虚则供给胞宫之血亦少，这是人体自我调节本能使然，故致月经偏少。

这一类患者的病态基础体温，一般为阴值期的基础体温偏高。治疗宜凉血止血，上部出血以茅根、侧柏之类止血药为主，下部痔血宜用地榆之类。在凉血补血之时应优先选用具有润肠通便、补血生津之药，如生首乌、柏子仁、当归之类，务使大便不干结，痔疮出血始能缓。严重痔疮建议手术。治愈了慢性失血，血虚血枯即愈，则月经自然增多。

值得一提的是，对因慢性失血引起的月经过少，止血不能过度，过度则血滞，易引起月经更少，所以宜用活血止血之法。

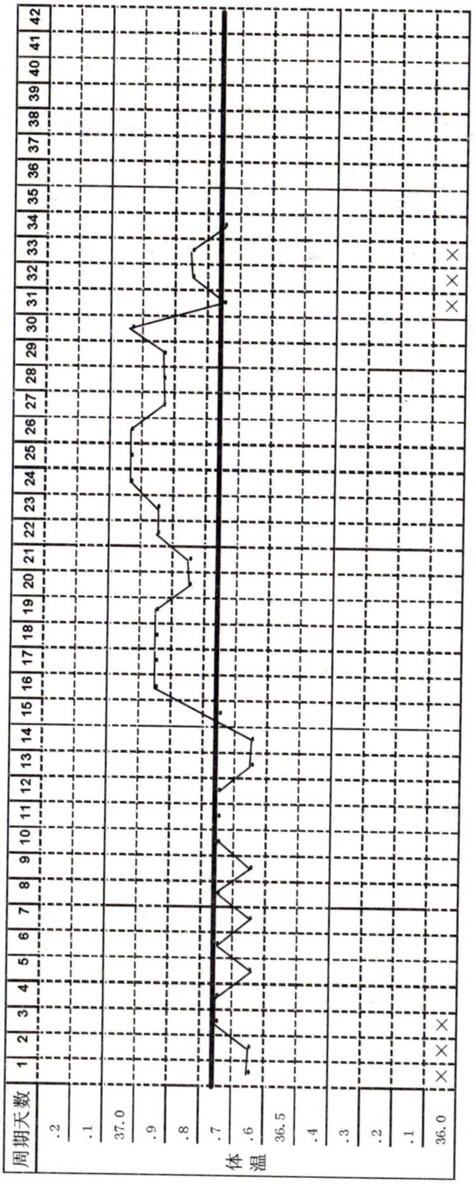
周期天数
体温
36.0
.1
.2
.3
.4
36.5
.6
.7
.8
.9
37.0
.1
.2
1 2 3 4 5 6 7 8 9 10 11 12 13 14 15 16 17 18 19 20 21 22 23 24 25 26 27 28 29 30 31 32 33 34 35 36 37 38 39 40 41 42

【按语】

对月经偏少的治疗也应根据病态基础体温分析胞宫阴阳盛衰状况，结合脏腑阴阳综合调理，方为根治青壮年女子月经偏少之上策。对于慢性失血患者而言，则要找到出血部位，着重治愈慢性出血，则愈在其中。

病案十、十一、十五可作参考。

# 第八节　痛　经

## 一、概说

妇女在行经期或行经前后发生的少腹疼痛，称痛经。痛有掣痛、胀痛、下坠痛几种表现。痛的范围，一般在少腹中间或少腹一侧，亦有痛连胁背或腰腿者。痛经分虚实二类，如张景岳所说，“实痛多痛于未行之前，虚痛在经行之后”。古人认为，妇人在行经前误食生冷，是引起痛经的主要原因。张景岳《妇人规》云：“经水将行，误食冷物，寒滞于经或因外寒所逆。”《万病回春》中说：“经水过期不来作痛者，血虚有寒。”《丹溪心法》又说：“经水将来腹痛，乃郁滞有瘀血。”《医宗金鉴》中云：“凡经来腹痛，在经后痛者，为气血虚弱，经前痛则为气血凝滞。”

根据古人之说，痛经无非为寒、虚、瘀。然余则认为，痛经除以上三种原因之外，少女及女青年之痛经的主要原因是发育不良，胞宫阴阳的建立不全和运行失常。故凡是青少年之痛均可用测基础体温的方法，及时发现子宫发育是否良好，胞宫阴阳是否平衡，运行是否正常。壮年妇女之痛经则要考虑是否有子宫内膜异位、子宫肌瘤、巧克力囊肿等病变。

## 二、四象诊断法治痛经

几千年来，女子痛经多被医者认为因经期误食生冷，或寒邪侵袭，寒凝胞宫，经血被阻，导致痛经。而确因误食生冷而痛经者，临床上所占比例百无一二，且都属偶而为之，不可能月月痛经，迁延不断，乃至影响怀孕。

通过对因痛经导致不孕者的基础体温的观察，发现痛经患者大部分存在病态基础体温。痛经不孕者以行经初始高向下降缓慢为共性，有血块者块下则基础体温亦下降，疼痛随之消退。由此可知，痛经是由胞宫阴阳失调，阴阳转化失常引起的。因此治疗应以调治病态基础体温为主，务使基础体温达到标准，胞宫阴阳才会达平衡，阴阳运行转化才会正常，长期迁延的痛经才会宣告结束。

治疗应根据病态基础体温，偏低者温之，偏高者滋阴活血，调补胞宫阴阳。行经前一二天，用活血化瘀之药，如少腹逐瘀汤、桃红四物汤加减，兼入性激素中药，以期提高生理功能，彻底根除痛经。

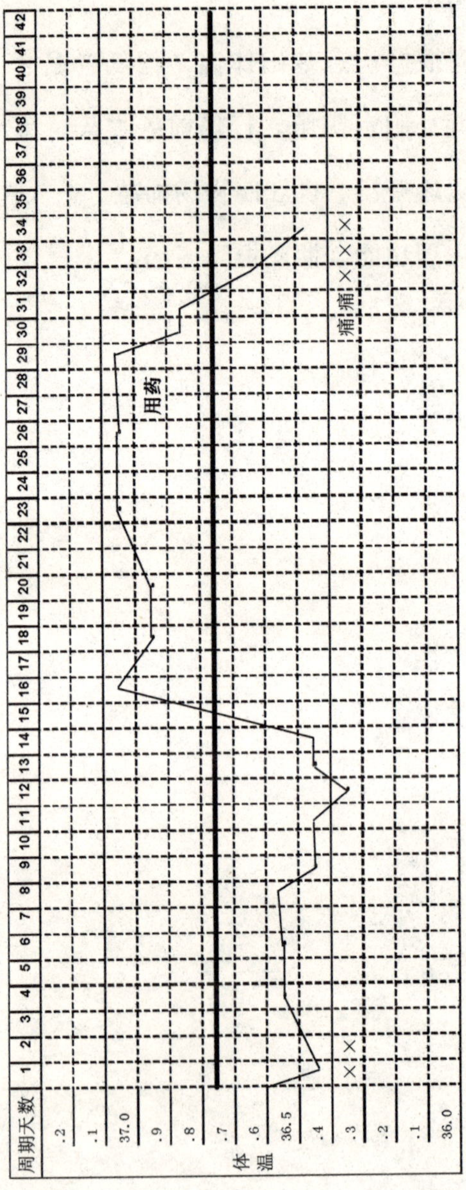
周期天数
体温
用药
痛痛

【按语】

痛经的治疗，一般采用温经止痛，活血化瘀止痛，补气活血止痛，但以上方法对青少女痛经根治效果不太理想，仅属急则治标范畴。欲彻底根治痛经，须于平时调治好基础体温，尤其是行经期的基础体温。余在先师王慎轩治疗痛经方剂基础上，对用药作进一步修改充实，定名为“三五痛经方”，对青少女之痛经，在每届行经前二天开始服药，连服五剂。三届行经服药后，停药观察基础体温，凡是基础体温无需药力自行达标，则说明发育已正常，生殖功能已健全，痛经已治愈，对于中年妇女，只要无子宫肌瘤者亦可根治。

病案十三、十六可作参考。

## 第九节 倒经、错经

### 一、概说

在行经前一二天或行经期，发生有规律的鼻出血、吐血、呕血，叫作经期吐衄，亦叫倒经。据《叶天士女科》说：“经不往下行，而从口鼻中出，名曰逆经。”是因经期之前相火内炽，变为血热而成吐衄。

行经期有规律地便血尿血，称作错经，属血热妄行范畴。

### 二、四象辨证法治疗倒经、错经

行经期吐血鼻衄，临床大致分血热、血虚两类。然在临床所见倒经者，常有反复发作者，究其根源，是因病员都在吐衄之时求诊，医者急则治标，血止之后，鲜有病员复诊，吐衄之本未除，故病症反复发作。

经前吐衄者，常见阴值期与阳值期的基础体温都偏高。这类病态基础体温是受脏腑阴阳失衡干扰所致。患者大都因内热壅迫，湿热雍盛，阴虚内热，上盛下虚，日常喜食辛辣的食物所致。治宜凉血清热，引血下行，经下则吐血、鼻血、呕血自然缓解或停止。倒经的治疗原则应在行经前几日用药引血下行，用磁石重镇，生川牛膝导引活血通经之药下行，务使月经通畅，另用白茅根、侧柏止上部的鼻血吐血。因为倒经发生于青少年居多，故建议测量基础体温，以便分析胞宫阴阳状况，确定发育良好与否，便于根治。

错经者行经期便血不止，经净便血亦止。错经者大部分系因内外痔，因行经大便干结破裂出血，病因属热壅下迫、血热妄行范畴，亦有极少数器质畸形者，需妇检确定后作手术处理。无论倒经、错经，都是血运失常，只有平时把胞宫阴阳转化曲线调治达标，倒经、错经之症才能根治。

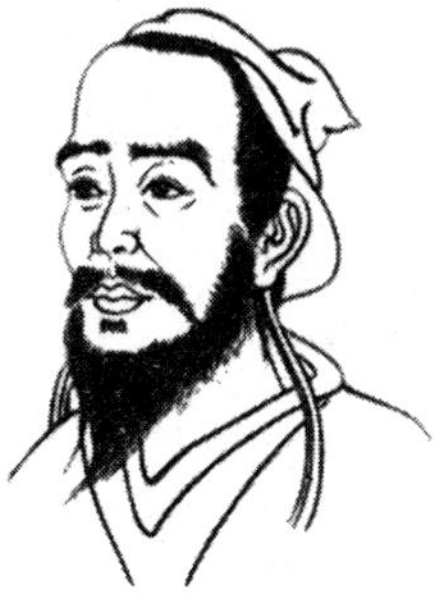

# 第三篇

# 应用阴阳四象法诊愈案例

## 一、血崩至闭经不孕

贝某某　女　32 岁　就诊时间：1994 年

**【初诊】**

结婚六年无孕，月经初潮十六岁，月经稀发无定期，最短六个月，最长一年余，每届行经必崩下不止，故每次月经必住医院。沿海各大城市，北至沈阳南到广州各大医院都去诊治过，但效果不明显。平时一切正常亦无所苦，唯行经一次如大病一次。

刻下已九个月月经未潮，常年基础体温单向，在 36.2℃左右无限期延伸，因月经日趋来临故心理负担加重。面色正常，纳食如常，二便通调，寐安，舌苔薄白，舌质灰黯，脉象细涩。知系发育不良，治宜活血化瘀，疏通冲任经络，兼以调补胞宫阴阳，务使胞宫阴阳重新起动运行。

处方：

当归 20 g　赤芍 10 g　川芎 6 g　鸡血藤 15 g

桃杏仁各 12 g　红花 6 g　生川牛膝 12 g　巴戟 10 g

仙灵脾 10 g　肉苁蓉 15 g　红参须 5 g

生香附 10 g　枳壳 6 g　生甘草 3 g　七剂

另服鹿茸每日 2 g

嘱继续测量基础体温

【二诊】

服药之后症如前，唯脉有起色，基础体温在阴值期由 36.2℃上升为 36.4℃，服药后无不良反应，继服前方十剂。另服鹿茸每日 2 g。

【三诊】

服药之后基础体温已上升 3 天，36.7℃。知系已排卵，舌苔薄白，质已红润，脉象转缓。治宜减量活血化瘀通经之药。

处方：

当归 15 g　赤芍 10 g　川芎 6 g　鸡血藤 15 g

桃仁 10 g　红花 6 g　红参须 3 g　肉苁蓉 10 g

仙灵脾 10 g　枳壳 6 g　元胡 10 g

另服鹿茸每日 1 g　　七剂

【四诊】

基础体温高向已十二天，高向温度 36.8℃～36.9℃，较稳定。舌苔薄白，舌质正常，脉象缓和。考虑月经将届，又担心怀孕，故开调经药五剂，嘱见基础体温下降或见红后服药。如过三天后不见基础体温下降，则停止一切药物。

【五诊】

基础体温高向已十七天，非但不降反升至37℃。知已怀孕，嘱咐停止一切药物。如有恶阻另当别议。

【按语】

此症初由发育不良致行经必崩，又因经济条件优裕，崩则必入大医院住院治疗，全按西医方法止血，出院之后因身体尚好，从不用中药调治，故一拖十几年，直至婚后不孕方来求诊。幸得家中参茸之物具备，故收效之快出乎意了，十月怀胎顺产一女婴，产后月经正常。为此特向《苏州日报》反映奇迹，报导事例以示谢意。

## 二、人流后闭经不孕

周某某　女　34岁　就诊时间：2001年

【初诊】

结婚八年，曾怀一胎，因患重度感冒发热不退，打针吊水用药过多，恐影响胎儿，考虑再三决定人流，岂知人流之后至今已四年余不孕。体态丰满，面色红润，能食能睡，工作正常，除月经稀发外别无所苦。月经由人流刮宫后，逐渐愆期，经量逐渐减少，为治不孕再度通液，逐成闭经，初以乙黄周疗尚有月经来潮，继则毫无作用，近已闭经五个月。体态日见肥胖，近来已达一百五十余斤。舌苔薄白，脉象沉细。知系刮宫过深，内膜基部损伤过甚，既而术后调补过甚，日见肥胖，油脂阻塞经络，气血难达胞宫，故胞宫阴阳停止运行。治宜温通冲任，重建胞宫阴阳。

处方：

当归 10 g　赤芍 10 g　川芎 10 g　生川牛膝 15 g

巴戟 10 g　仙灵脾 12 g　桃杏仁各 10 g　红花 6 g

炙山甲 3 g　枳壳 6 g　生甘草 3 g　七剂

嘱测基础体温。

【二诊】

基础体温处于低向期，温度仅 36.1℃ ~36.2℃，知系胞宫阴盛阳衰兼挟痰阻，治宜壮阳兼化痰湿。

处方：

川芎 10 g　赤芍 10 g　姜半夏 10 g　桃杏仁各 10 g

红花 6 g　生川牛膝 12 g　川断 10 g　生香附 10 g

巴戟 10 g　仙灵脾 10 g　鹿角片 10 g　淡附片 10 g

艾叶 5 g　七剂

【三诊】

基础体温仍处低向期，较前有所提高，在 36.2℃～36.3℃之间跳动。知系前方得效，宜守前法。

处方：

赤芍 10 g　川芎 6 g　桃仁 10 g　红花 6 g

川断 10 g　淡附片 10 g　艾叶 3 g　生川牛膝 12 g

肉苁蓉 10 g　仙灵脾 10 g　枳壳 6 g　生甘草 3 g

七剂

【四诊】

体症如前，基础体温低向 36.3℃，低向基温已达标且稳定，治宜加大壮阳力度。

处方：

生黄芪 30 g　丹党参各 10 g　生川牛膝 10 g

淡附片 10 g　艾叶 3 g　山甲 3 g　地鳖虫 10 g

鹿角片 10 g　巴戟 10 g　肉苁蓉 10 g　七剂

【五诊】

基础体温已升二天，36.7℃～36.8℃，知已排卵，已可以预知月经来潮之期，宜减去烈性温通之药。

处方：

丹党参各10 g　当归10 g　赤芍10 g　川芎6 g

甘杞子10 g　制首乌10 g　肉苁蓉15 g　山萸肉10 g

生香附10 g　陈皮6 g　生甘草3 g

十剂

【六诊】

基础体温高向36.7℃～36.8℃，已持续十二天，知其月经将届，治宜活血化瘀，因势利导。

处方：

当归10 g　赤芍10 g　川芎6 g　鸡血藤12 g

桃仁10 g　红花6 g　乳没药各6 g　生川牛膝12 g

元胡10 g　枳壳6 g　小茴香3 g后下　生甘草5 g

失笑散10 g包煎　青礞石10 g　七剂

【七诊】

月经已行五天，量少色红，下小血块，兼夹白色脂膜，基础体温下降缓慢，36.4℃～36.5℃。治宜活血养血。

处方：

当归15 g　赤芍10 g　川芎6 g　鸡血藤15 g

生香附 10 g　川断 10 g　黄精 10 g　肉苁蓉 10 g
陈皮 6 g　生山楂 15 g　生甘草 3 g　七剂

【按语】

本例不孕系人流刮宫之后，调治失当，继则因月经后期治疗欠妥渐成闭经。五诊之后月经通畅，继续根据病态基础体温调治三个月后怀孕。

## 三、崩漏不孕

王某　女　31 岁　就诊时间：2001 年

【初诊】

结婚六年无孕，近二年每届月经来潮后淋漓不净，每次均须服西药或刮宫才能停止，但不出几月老病必发。此次月经来潮特住某中医院，见舌苔薄，舌质偏红，舌尖红刺，脉象细弦，基础体温 36.6℃ ~36.7℃ 单向渐进。前医按调周法理论"重阴必阳，重阳必阴"，明知有阴虚火旺之症，却认定阳未长到极点，仍用补气摄血法，投大剂黄芪、党参补气温阳之药，又投震灵丹、三七粉、云南白药等止血药，但服药后淋漓不尽，持续九十二天仍不断。基础体温自住院至今无大变化，一直在36.6℃~36.7℃左右直线行进。

余冷眼旁观，深深体会到该院调周法解说阴阳有误，又深怜患者之痛苦，为之处以重剂育阴潜阳方：

处方：

煅磁石30 g先煎　鳖甲20 g先煎　龟甲20 g先煎

生牡蛎30 g先煎　龙骨15 g先煎　当归15 g

白芍10 g　川芎6 g　生地15 g　丹皮10 g

地骨皮15 g　川断10 g　枳壳10 g　元胡10 g

生甘草5 g　三剂

**【二诊】**

服药二剂之后基础体温下降至36.2℃，月经淋漓已净，原先烦燥不安已去，舌苔薄白，舌质转淡，脉象缓和。仍宜守前法养阴补血。

处方：

当归15 g　白芍10 g　川芎6 g　生地15 g

地骨皮15 g　甘杞子10 g　制首乌12 g

肉苁蓉15 g　巴戟10 g　鸡内金10 g

枳壳5 g　七剂

【三诊】

基础体温36.4℃，低向期基本达标，舌脉正常，暂停服药。

【四诊】

自月经淋漓结束后至今已三十余天，疑前药太凉而闭经，但看过基础体温曲线后，知高向已十九天，基础体温在36.9℃～37℃较稳定。知已怀孕，特作恭喜。

## 四、胞宫阳虚不孕

周某某　女　29岁　就诊时间：1999年5月6日

【初诊】

结婚三年余无孕，初因工作原因而用药物避孕年半，继则不能怀孕。月经周期26～30天，行经5～6天，经量时多时少。纳食正常，腑行日一次，寐安，舌苔薄白，脉虚细，四肢欠温，尤以手指为甚，已值初夏，仍如冻疮般灰色。曾测基础体温，低向温度36.4℃～36.5℃，高向温度36.7℃～36.8℃，呈爬坡型，近次月经4月14日，刻值排卵期。根据以往基础体温分析，系胞宫阴阳中阳虚，阳份不足故转化乏力。治宜壮阳调冲任。

处方：

当归20 g　赤芍10 g　川芎6 g　姜半夏10 g

杏仁10 g　车前子$_{包}$10 g　滑石$_{包}$10 g　枳壳5 g

元胡10 g　肉苁蓉15 g　巴戟10 g　鹿角片10 g

生甘草3 g　五剂

**【二诊】**

月经周期第19天，基础体温已升，仍为爬坡，四天之后才达36.8℃，舌苔薄白，脉虚细。活宜养血活血，壮阳调胞宫阴阳。

处方：

当归15 g　赤芍10 g　鸡血藤12 g　生首乌10 g

生香附10 g　鹿角片10 g　仙灵脾10 g

肉苁蓉12 g　枳壳6 g　焦山楂10 g　麦芽15 g

七剂

**【三诊】**

月经周期第27天，基温36.9℃，高向已十二天。予计月经将届，因以往行经基础体温下降迟缓，故宜活血调经。

处方：

当归10 g　赤芍10 g　川芎6 g　桃仁10 g

红花 6 g　乳没药各 6 g　生川牛膝 12 g

桂枝 5 g　肉苁蓉 10 g　川断 10 g　陈皮 6 g

元胡 10 g　五剂

**【四诊】**　6 月 3 日

月经于 5 月 22 日来潮，周期 28 天行经 5 天，量中等，色正常。舌苔薄白，基础体温 36.4℃，手指肤色转红润，阴值期基础体温已达标准，治宜平补气血。

处方：

丹党参各 10 g　山药 15 g　黄芪 10 g

白术 10 g　当归 10 g　熟地 10 g　黄精 10 g

陈皮 5 g　生甘草 3 g　麦芽 15 g　七剂

**【五诊】**

月经周期第 15 天，基础体温未升，在 36.3℃～36.4℃之间，纳食正常，二便通调。舌苔薄白，脉象已转缓和。治宜养血活血以助转化。

处方：

当归 10 g　赤白芍各 10 g　川芎 6 g　鸡血藤 10 g

制首乌 15 g　桃杏仁各 10 g　怀牛膝 10 g

枳壳 5 g　川断 10 g　肉苁蓉 15 g　生山楂 15 g

七剂

【六诊】 6月10日

月经第22天，基温36.9℃，升温正常，夜寐梦多，舌脉正常，治宜养血安神。

处方：

当归10 g　鸡血藤10 g　茯神10 g

合欢皮10 g　夜交藤10 g　麦芽15 g

生甘草5 g　七剂

【七诊】

月经周期第29天，高向已10天，基温36.9℃～37℃之间，舌脉正常，暂停服药。予开调经药五剂，医嘱：见基础体温下降或见红后配药煎服。

处方：

当归10 g　赤芍10 g　川芎6 g　鸡血藤10 g

桃仁10 g　红花6 g　乳没药各5 g　枳壳10 g

小茴香后下3 g　生甘草5 g　失笑散包煎10 g

五剂

【八诊】 6月25日

基础体温高向已十八天，月经未潮，上药未服，舌脉正常，知系已孕，再用早早孕试纸测定，确认已孕无误。

医嘱：停服一切药物，注意劳逸及饮食。近期禁房事。

## 五、慢性失血不孕

朱某某　女　28岁　就诊时间：2002年

【初诊】

结婚三年无孕，西医检查子宫常大，通液检查二侧输卵管通畅。男方精液检查正常。标准体型，面色少荣，舌苔薄白，舌质偏红，脉象芤，基础体温低向36.5℃～36.7℃，高向37.1℃～37.2℃，月经周期27～28/4～5天，量极少，色红无块。纳食正常，大便干结，日一次。根据基础体温分析属阴虚血枯，舌脉亦证实有轻度贫血。疑有慢性失血而诘问之，曰：因大便干结，每次大便有肛裂出血，晨起刷牙有牙龈出血。病症既明，治宜于经净之后凉血止血，润肠通便。

处方：

当归20 g　白芍12 g　川芎6 g　生地15 g

生首乌25 g　地骨皮15 g　丹皮10 g　白茅根10 g

地榆炭12 g　槐花炭6 g　谷麦芽各15 g

生甘草5 g　五剂

【二诊】

月经周期第9天，服药后低向基础体温下降，现36.5℃~36.6℃，牙衄好转，大便溏薄，每日二次，故肛裂愈。舌苔薄，质红。治宜守前法，继续滋阴养血，润肠通便。

处方：

当归15 g　白芍12 g　川芎6 g　生熟地各15 g

鸡血藤12 g　地骨皮15 g　白薇10 g　白茅根10 g

侧柏炭10 g　生首乌15 g　柏子仁12 g

陈皮6 g　谷麦芽各15 g　甘草3 g　七剂

【三诊】

月经周期第16天，高向基温36.9℃~37℃已4天，齿衄肛裂已愈，基础体温已达标准，舌苔薄白，舌质好转，脉象转缓，纳食有增，二便通调。治宜继续养血生津。

处方：

当归15 g　白芍12 g　川芎6 g　鸡血藤15 g

制首乌15 g　黄精12 g　柏子仁15 g

陈皮6 g　鸡内金10 g　生甘草5 g　七剂

【四诊】

月经周期第24天，高向已11天，高向基础体温

36.9℃～37℃，较稳定。预计月经将在三天后来潮，嘱上方再服三剂后，如见基础体温下降或见红，即服下药方。

处方：

当归 15 g　赤芍 10 g　川芎 6 g　桃仁 10 g

红花 6 g　制首乌 15 g　鸡血藤 15 g

元胡 10 g　枳壳 10 g　生甘草 3 g　五剂

**【五诊】**

月经至期未潮，基础体温高向 37℃已 18 天，舌苔正常，脉缓。知系已孕，停服一切药物。嘱多食水果蔬菜，忌食辛辣，以防大便干结，肛裂出血。

## 六、湿热不孕案

安某某　女　29 岁　韩国籍　就诊时间：1999 年 9 月 17 日

**【初诊】**

结婚三年多无孕，经多处检查夫妇双方均无明显病症，屡经治疗而无效，由友人介绍前来就诊。体态强壮而面萎黄，月经周期尚准，28～30/4～5 天，量中等，色红，有时挟下小血块。纳食正常，腑行不规则，睡眠正常，自我感觉良好，从未有不舒感。近次月经9月14日。

舌苔白厚腻，微黄，脉象细弦，知系肝脾失和，胃中湿热蒸薰，治宜疏肝理气，平胃利湿。

处方：

姜半夏10 g　川朴6 g　杏仁10 g　枳壳10 g

生香附10 g　元胡10 g　苍白术各10 g

茯苓12 g　生山楂15 g　炙甘草3 g　五剂

医嘱：测基础体温，注意排卵日期。

【二诊】

胃部不适，咽喉稍痛，痰多。舌苔薄白、脉象仍偏弦。基础体温在36.3℃左右波动渐进，治宜疏肝理气兼益肾阳。

处方：

丹党参各10 g　白术15 g　茯苓10 g

山药12 g　枳壳6 g　元胡10 g　生香附10 g

鸡内金10 g　当归15 g　白芍15 g　川芎6 g

鸡血藤15 g　肉苁蓉15 g　仙灵脾10 g

炙甘草3 g　七剂

【三诊】 10月1日

月经周期第16天，伤风感冒咳嗽，舌苔薄白，脉象浮弦，基础体温已升2天，37.3℃。治宜解表清热止咳。

处方：

荆芥10 g　连翘10 g　姜半夏10 g　杏仁10 g

紫菀10 g　白前10 g　金银花10 g　桑叶10 g

菊花6 g　川贝粉3 g分二次吞服　五剂

【四诊】 10月8日

感冒已愈，刻值月经周期第23天，高向第9天，基温37℃，较稳定，舌苔正常，脉象缓和。治宜平补阴阳。

处方：

丹党参各10 g　白术10 g　山药15 g

甘杞子10 g　当归12 g　白芍10 g　川芎6 g

熟地10 g　陈皮6 g　炙甘草3 g　五剂

【五诊】 10月15日

月经周期第32天，高向基础体温37℃，已超过14天，未见下降趋势，在孕与不孕转折期间，只能预开调经药五剂。

医嘱：见基础体温下降或月经来潮方可服药。

处方：

当归10 g　赤芍10 g　川芎6 g　桃仁10 g

红花6 g　怀牛膝10 g　乳没药各5 g　川断10 g

枳壳10 g　失笑散包煎10 g　五剂

【六诊】　10月20日

月经未潮，基础体温持续高向37℃～37.1℃，上药未服，舌苔薄白，质偏红，脉象弦滑。知系已孕，为求确诊再用早早孕试纸证实确定阳性。但目前稍有见红，自感少腹作胀，且基础体温偏高，为防流产，治宜保胎为上。

处方：

炒当归10 g　炒白芍10 g　生地10 g　黄芩10 g

白术15 g　杜仲20 g　苎麻根30 g　阿胶珠10 g

五剂

【按语】

六诊之后停诊，直至女婴双满月时抱来诊所致谢。

## 七、阴虚内热不孕案

王某　女　29岁　就诊时间：2001年8月15日

【初诊】

结婚五年多无孕，月经周期28～30/5～7天，量一般，月经第二天较多，行经期少腹作胀，近次月经8月1日。

平时纳食正常，腑行2～3日/次，寐安。曾在市一医院妇检示：子宫后位、大小正。曾作多次通液，输卵管畅通，男方精液检查亦为正常。

舌苔薄白，舌质偏红，脉象细弦，因曾在多家医院求诊，故有基础体温记录。据近几月基础体温表记录，低向基温一般均在36.5℃～36.6℃，高向基温均在37.1℃～37.2℃左右。根据阴阳四象诊断法分析属胞宫阴阳的阴虚阳盛，故时有咽痛，牙龈出血，心情烦躁，治宜养阴清热。

处方：

当归15 g　白芍10 g　生地15 g　生首乌20 g

甘杞子10 g　郁李仁10 g　白茅根10 g

地骨皮15 g　天麦冬各10 g　陈皮6 g

生甘草 3 g　七剂

【二诊】　8 月 22 日

月经周期第 23 天，服药后第三天基础体温下降至 37℃～37.1℃，腑行转为 1～2 日/次。舌苔薄，质红，脉象微弦，80 次/分。仍宜养阴清热。

处方：

当归 20 g　白芍 15 g　生熟地各 10 g

天麦冬各 10 g　丹皮 10 g　甘杞子 10 g

地骨皮 15 g　生首乌 15 g　麦芽 20 g

陈皮 6 g　生甘草 3 g　五剂

【三诊】　8 月 26 日

月经周期第 27 天，少腹已有胀感，基础体温已见下降趋势，舌苔薄质红，脉弦。治宜活血调经。

处方：

当归 15 g　赤芍 12 g　川芎 6 g　鸡血藤 15 g

桃杏仁各 10 g　红花 6 g　乳没药各 5 g

元胡 10 g　生香附 10 g　川断 10 g　生川牛膝 12 g

枳壳 10 g　桑寄生 15 g　失笑散包煎 10 g

生甘草 5 g　五剂

【四诊】　9 月 5 日

月经于9月1日来潮，周期31/5天，量中等，色鲜红无块。腑行1次/日，舌苔薄质仍偏红，脉细弦。低向基础体温36.5℃～36.6℃，仍偏高。治宜加重养阴清热。

处方：

当归10 g　白芍10 g　川芎6 g　丹皮10 g

生地15 g　丹皮10 g　山栀10 g　地骨皮15 g

白薇10 g　野百合20 g　山萸肉12 g

黄精10 g　生甘草5 g　七剂

**【五诊】**　9月12日

舌苔薄白，舌质正常，脉象已缓，基础体温已下降至36.4℃～36.5℃，属基本合格，治宜平补气血。

处方：

丹党参各10 g　山药15 g　白术10 g

当归10 g　白芍15 g　鸡血藤12 g　制首乌15 g

甘杞子10 g　黄精12 g　天麦冬各10 g

香附10 g　麦芽20 g　七剂

**【六诊】**　9月19日

月经周期第19天，低向基温36.4℃，已转化上升2天，温度37℃，此次转化迅速，且高向基础体温达标准。舌脉正常，二便通调，知一切症状均已好转。治宜守前方续服七剂再诊。

【七诊】 9月26日

月经周期第26天，高向基温稳定在37℃，舌脉正常，治宜平补。

处方：

八珍丸 2瓶

【八诊】 10月4日

月经周期第35天，月经未潮，高向基础体温已18天，知系已孕，舌正常，不必服药。医嘱：注意劳逸，注意饮食，忌食螃蟹。

## 八、盆腔结核不孕案

费某某 女 38岁 就诊时间：1995年

【初诊】

结婚八年无孕，素体较弱，结婚又晚，且患盆腔结核，转辗南北，多处求医，不见好转。现带下如崩，少腹抽痛，除每日口服西药外，每晚用鲁卡因闪灌。前来求诊，不求有子，但求改善病痛。

望面色灰黄，额上黑气蒙尘，基础体温低向偏高

36.7℃～36.8℃，高向37.2℃～37.3℃，周期25/12～15天，因挟带下经量无法估计，质稀色淡，痛经与平时少腹疼痛自难区别，日晡潮热难定。刻值月经第七天，舌苔白腻，脉象弦滑，低向基温偏高36.7℃。治宜清热利湿。

处方：

煅牡蛎30 g　茯神15 g　苍白术各15 g

萆薢15 g　瞿麦15 g　萹蓄10 g　柴胡10 g

地骨皮15 g　枳壳10 g　元胡12 g　生地榆12 g

桑寄生15 g　独活10 g　甘草5 g　七剂

**【二诊】**

月经周期第14天，服药后唯少腹疼痛有减，舌苔厚腻有减，脉如前。基础体温已转高向，偏高37.2℃。治宜守前法，但须加大清热药力。

处方：

煅磁石30 g　煅牡蛎30 g　龙骨15 g

鳖甲15 g　柴胡10 g　萆薢15 g　瞿麦10 g

萹蓄10 g　枳壳10 g　桑寄生15 g　元胡12 g

七剂

医嘱：逐步减服普鲁卡因。

【三诊】

症如前，少腹疼痛减轻，舌苔厚腻有减，脉如前，精神好转，基础体温已升5天，36.9℃～37.1℃，治宜守前法。

处方：

煅磁石30 g　煅牡蛎30 g　海螵蛸15 g

鳖甲12 g　柴胡10 g　地骨皮15 g　生黄芪20 g

生苡仁30 g　萆薢15 g　瞿麦10 g　枳壳10 g

元胡10 g　生山楂15 g　生甘草3 g　七剂

【四诊】

月经周期第29天，高向第12天，基温36.9℃～37℃，带下好转，少腹疼痛减轻，基本不用鲁卡因内灌，舌脉好转。予计月经将届，治宜调经。

处方：

当归15 g　赤芍12 g　川芎6 g　鸡血藤15 g

桃杏仁各12 g　元胡10 g　小茴香3 g　炮姜5 g

失笑散包煎10 g　生甘草5 g　五剂

【五诊】

月经周期第4天，基础体温下降尚可，36.5℃～36.6℃，月经量色较为正常，行经无不舒感觉，舌脉好转。予计月经将净，治宜养阴清热渗湿。

处方：

龟板 10 g　鳖甲 10 g　煅牡蛎 20 g　柴胡 12 g
地骨皮 15 g　当归 20 g　白芍 10 g　茯苓 15 g
枳壳 10 g　元胡 12 g　地榆 15 g
谷麦芽各 15 g　生甘草 5 g　七剂

【按语】

此病人因用药日见好转，故守前法用药调理，并随病态基础体温好转情况逐步撤药，调治三月余而怀孕。怀孕之后停止一切药物，一切尚为正常。怀胎期满，送苏州妇保医院待产，医生考虑高龄产妇，又系第一胎，决定作剖腹产分娩，在剖腹之时发现子宫右侧韧带因结核钙化斑太多而断裂。此种病情仍能怀孕产子实属罕见，产后母女健康。

## 九、气滞血瘀不孕案

王某某　女　32 岁　就诊时间：2003 年

【初诊】

结婚6年余无孕，西医检查：子宫常大，附件正常；B超示子宫左侧有2.0×1.5×1.2cm暗区，提示子宫肌瘤。月经周期35～45/10～12天，有痛经史，基础体温低向期偏长，温度36.2℃～36.3℃，高向36.7℃～36.8℃偏低。平时纳食正常，二便通调，寐安，舌苔正常，舌面右侧有绿豆大黑斑点，脉象缓和。刻值月经周期第36天，高向基温第9天，温度36.7℃，据传统舌脉辨证则舌脉全属正常，简直无症可辨，而从基础体温分析则属胞宫阳虚，转化乏力，治宜壮阳活血。

处方：

当归15 g　赤芍12 g　川芎6 g　桃仁10 g

红花6 g　乳没药各6 g　枳壳10 g　元胡10 g

生川牛膝12 g　巴戟天12 g　肉苁蓉15 g

官桂5 g　炮姜5 g　小茴香后下3 g

失笑散包煎15 g　生甘草5 g　十剂

【二诊】

月经周期第7天，痛经消失，量较以往多，血块减少，舌苔薄，质偏红，脉细弦，基础体温下降迅速，基温36.3℃，知系前方得效，月经指日可净。治宜平补气血兼补胞宫少阳。

处方：

丹党参各10 g　白术15 g　山药15 g　当归15 g

赤白芍各10 g　川芎6 g　鸡血藤12 g　黄精10 g

甘杞子10 g　肉苁蓉15 g　鹿角片10 g　枳壳5 g

生甘草3 g　七剂

**【三诊】**

月经周期第14天，基础体温36.4℃左右有所波动。知系即将转化，治宜壮阳通络。

处方：

丹党参各10 g　生黄芪15 g　山萸肉10 g

巴戟12 g　仙灵脾10 g　生首乌10 g　山甲片5 g

滑石10 g　车前子6 g　生香附10 g

生山楂15 g　五剂

**【四诊】**

月经周期第20天，基础体温已升3天，36.9℃，舌苔薄白，质正常，纳更佳，脉缓，二便通调。治宜继续调整胞宫阴阳。

处方：

丹党参各10 g　山药15 g　山萸肉15 g

肉苁蓉 12 g　甘杞子 10 g　巴戟 10 g　当归 12 g

鸡血藤 12 g　制首乌 15 g　陈皮 6 g

麦芽 20 g　生甘草 5 g　十剂

**【五诊】**

月经周期第 31 天，高向基础体温已 13 天 37℃。治宜调经。

处方：

当归 12 g　赤芍 10 g　川芎 6 g　鸡血藤 10 g

桃仁 10 g　红花 6 g　元胡 10 g　独活 10 g

肉苁蓉 10 g　生川牛膝 12 g　枳壳 10 g

生甘草 3 g　失笑散 10 g　七剂

**【按语】**

以病态基础体温为依据，调治该患者胞宫阴阳，经二个月的中药调理，月经周期、经量、经色、经质均已正常，基础体温达标后怀孕。十月怀胎顺产一女婴，产后舌边瘀斑消失，原有子宫肌瘤也已消失。

## 十、肺阴不足津血干枯不孕

徐某某　女30岁　就诊时间：2001年

【初诊】

结婚四年无孕，月经周期27/4～5天，量少质黏，色黯。妇检未发现器质性病变，纳食正常，大便干结，小便黄赤。面色干枯，舌苔薄，舌质偏红，脉象浮数。每年秋冬必发气喘，现值初夏仍有咳嗽，痰少有血丝，咽干喉痛，已测基础体温二个月，均在37.1℃～37.2℃之间直线渐进，无高无低。曾去医院诊治，有医认为属单向无排卵月经。吾则利用四象诊断法辨证，认为没有用药做人工周期者不存在无排卵月经，排卵在先月经在后，没有排卵即没有月经。患者的基础体温单向高温，是脏腑阴阳严重失衡干扰所致。治疗应结合临床肺肾阴虚表现，大剂补阴生津，润肺止咳。

处方：

生熟地各20 g　玄参12 g　天麦冬各10 g

当归15 g　白芍12 g　野百合30 g　阿胶珠15 g

麦芽20 g　生甘草5 g　地骨皮15 g

川贝粉分吞 3 g　七剂

医嘱：停止其他一切中西医药物，忌食辛辣海鲜。

【二诊】

月经周期第 12 天，服药之后基础体温有所下降，口干咽痛稍有好转，痰中带血已愈，舌苔薄白，舌质偏红，脉浮有减。初诊方药有效，宜守前法。

处方：

野百合 30 g　当归 15 g　生熟地各 15 g

玄参 10 g　天麦冬各 10 g　白芍 12 g　地骨皮 15 g

白薇 10 g　桔梗 5 g　麦芽 20 g　生甘草 5 g

川贝粉分吞 3 g　七剂

【三诊】

月经周期第 22 天，服药之后基础体温下降至 36.7℃，现从基础体温表格上看出基础体温 37℃已升 4 天，体症已正常，舌苔转为薄白，质虽红而已润，二便正常，咳嗽喉痛消失。治宜继续养血生津。

处方：

当归 15 g　白芍 12 g　生地 15 g　制首乌 15 g

黄精 10 g　甘杞子 10 g　天麦冬各 10 g

陈皮 5 g　麦芽 20 g

【四诊】

月经周期第29天，高向基础体温37℃已12天。计月经将届，予处调经药备用。

处方：

当归15 g　赤芍10 g　川芎6 g　鸡血藤12 g

桃仁10 g　红花6 g　元胡10 g　枳壳5 g

失笑散包煎10 g　生甘草5 g　五剂

医嘱：见红才可服药

【五诊】

月经周期第35天，高向基础体温37℃已17天，月经未潮，舌苔薄白，舌质正常。知已怀孕，嘱咐停止一切药物。忌食辛辣海鲜，常吃百合、藕、山药、莲子之类养阴生津之物，以防肺燥再发咳嗽。之后一切正常，顺产一女。

【按语】

患者基础体温单相且多高出37℃，几家医院妇科都定为单向无排卵月经。

今根据胞宫阴阳与脏腑阴阳转化关系图分析，确认此基础体温是脏腑阴阳失衡的干扰所致。细细推敲可发现该患者所患咳嗽哮喘是属肺阴不足之热性咳嗽，长期误服热药更进一步耗伤肺阴，遂成干咳少痰，痰中夹血，咽干喉痛。

故治疗以百合固金汤为主，养血清热润肺，初诊之后二诊的基础体温上见到有明显下降，更进一步证实了诊断的正确性，所以始终以初诊方案治疗，以一个多月的中药不但治愈了不孕，而且解决了久治不愈的咳嗽哮喘病症。

## 十一、郁热不孕

张某某　女　31岁　就诊时间：2002年

**【初诊】**

结婚六年无孕，男方检查一切正常。月经周期27～30/5天，量偏少，西医检查子宫大小正常，输卵管通畅，带下正常。平时纳食良好，腑行1～2次/日，寐安。体态壮实，工作称心，家庭如意，自感一切都好，唯结婚多年无孕，到处求医服药，不见成效，特来求中医治疗。舌苔薄白，舌质正常，脉象沉弦。带来大量基础体温表，绝大部分显示：低向基础体温 36.5℃～36.6℃，持续时间13～14 天，中转正常，高向 37.1℃～37.2℃，持续13～14 天。根据基础体温分析应属阴虚阳盛，刻值月经周期第 7 天，治宜养阴清热。

处方：

当归 10 g　白芍 10 g　生地 15 g　地骨皮 15 g

丹皮 10 g　生首乌 12 g　黄芩 10 g　陈皮 5 g

生甘草 5 g　七剂

【二诊】

月经周期第 14 天，服药之后基础体温有下降趋势，但不明显，舌脉如前，治宜守前法加大药力。

处方：

龟板 10 g　鳖甲 10 g　地骨皮 15 g　当归 10 g

白芍 12 g　生地 15 g　天麦冬各 10 g

陈皮 5 g　生甘草 5 g　十四剂

【三诊】

月经周期第 28 天，高向第 12 天，服药后基础体温高向 37℃，舌脉如前，唯大便次数增多 1～2 次/日。予计月经将届，前面服寒凉滋阴药过多，恐有凝滞月经之嫌，故宜凉血活血。

处方：

当归 10 g　赤芍 10 g　川芎 6 g　鸡血藤 12 g

桃仁 10 g　红花 6 g　乳没药各 5 g　元胡 10 g

枳壳 6 g　生甘草 5 g　五剂

【四诊】

月经周期第 5 天，月经已净，上次月经周期 30/5 天，量较前多，舌脉如前，基础体温又反弹 36.6℃，治宜守前法。

处方：

银柴胡 10 g　鳖甲 10 g　地骨皮 15 g　丹皮 10 g

香附 10 g　山栀 10 g　泽泻 10 g　白蒺藜 10 g

陈皮 5 g　生甘草 5 g　十四剂

【五诊】

月经周期第 20 天，基础体温已升 37℃持续 5 天，治宜继服前方，七剂。

【按语】

患者因高低向基础体温均偏高 0.2℃，故采用滋阴凉血，养血生津之药调治三个多月，虽基础体温在用药时能达标准，撤药后又反弹如前，且未达怀孕目的。

后在一次复诊中偶然发现，盛夏之季仍穿高领长袖衬衣，牛仔长裤，有意探问，方知患者颈项部、二手臂、二腿部几年前因患湿疹，抹药后形成大面积皮肤板结，肤色黯黑。问能出汗否？曰：不出汗。由此始忆上海名医祝味菊在一本著作中论述人体温度时谈到产温机能与放温机能的关系，今体温长期低热是否与皮肤大面积板结，放温机能障碍有关，明知阳有余阴不足，那么直接泻阳同样是校正阴阳，遂改滋阴平阳为泻阳，以解表发汗为主兼以活血通络，再经一个月调理始见皮肤恢复原状，基础体温恢复正常而怀孕。由此深深体会到治疗不孕要放开思路，不能拘泥一方一法。

## 十二、阳虚不孕

倪某某　女　28岁　就诊时间：2001年8月12日

**【初诊】**

结婚三年余无孕，婚前曾作人流一次，月经周期

35~40/3~6天，经量头三天多，后三天少许，色紫黯下血块，经前乳胀，行经期少腹疼痛，近次月经7月15日，平时纳少腰酸，腑行3~4次/日，小便微黄，因工作关系睡眠较少。西医妇检：子宫4.6×3.8×3.3cm后位，卵巢左侧28×20×18mm，右侧27×19×22mm，形态规则回声均匀。

刻下月经周期第27天，面色偏黄，雀斑较多，舌苔薄质红，尖红刺，脉细弦。治宜养血活血，润肠通腑。

处方：

当归15 g　赤白芍各10 g　川芎6 g　鸡血藤12 g

桃杏仁各10 g　红花6 g　元胡10 g

生首乌15 g　麦芽20 g　天麦冬各10 g

肉苁蓉12 g　生甘草3 g　七剂

医嘱：测基础体温

【二诊】

月经于8月17日来潮，周期32天，少腹稍痛量少无块，色黯红，舌苔薄白，质偏红，脉细弦。行经前基础体温36.7℃，行经时36.2℃。治宜补气养血，润肠通便。

处方：

丹党参各10 g　肉苁蓉15 g　当归15 g

赤芍 10 g　鸡血藤 12 g　生首乌 15 g　柏子仁 12 g

川断 10 g　独活 10 g　麦芽 15 g　七剂

【三诊】

月经周期第 11 天，基础体温 36.2℃，腑行 1～2 次/日，舌苔薄白，脉象沉细，治宜守前法。

处方：

鹿角片 12 g　肉苁蓉 15 g　川断 10 g

丹党参各 10 g　仙灵脾 12 g　当归 15 g

赤芍 10 g　制首乌 15 g　甘杞子 10 g

焦山楂 15 g　七剂

【四诊】

月经周期第 21 天，低向基温 36.4℃，舌脉较前好转，治守前法。

处方：

鹿角片 12 g　肉苁蓉 15 g　仙灵脾 12 g

巴戟 10 g　当归 15 g　鸡血藤 12 g　制首乌 15 g

甘杞子 10 g　杜仲 15 g　鸡内金 10 g

陈皮 6 g　炙山甲 6 g　象贝 10 g　三剂

【五诊】

月经周期第 24 天，基础体温刚升 1 天，36.8℃，舌苔正常，脉象偏细。服药至今面色已转红润，经前乳胀已消失，自感精力较前好得多，大便已畅，仍宜补气养血。

处方：

丹党参各 12 g　炙黄芪 20 g　白术 15 g

山药 15 g　当归 15 g　鸡血藤 15 g　甘杞子 10 g

肉苁蓉 15 g　巴戟 10 g　制首乌 15 g

鸡内金 10 g　七剂

【六诊】

月经周期第 30 天，高向基温第 8 天，36.8℃，舌苔正常脉偏细，守前法。

处方：上方加天麦冬各 10 g、黄精 10 g

【七诊】　9 月 23 日

月经于 9 月 18 日来潮，周期 30/4 天，痛经下血块，高向基础体温仅维持 8 天，基础体温 36.8℃。刻值月经周期第 6 天，低向基础体温 36.3℃ ~ 36.4℃，根椐患者上周期基础体温曲线分析，属胞宫阴阳中阴有余阳不足，阴阳的分配阴几乎占三分之二，阳占不足三分之一。治宜壮阳消阴。

处方：

丹党参各 10 g　炙黄芪 20 g　肉苁蓉 15 g

仙灵脾 12 g　当归 15 g　赤芍 10 g　川断 10 g

穿山甲 6 g　川牛膝 12 g　桃杏仁各 10 g　红花 6 g

枳壳 6 g　生山楂 15 g　生甘草 5 g

淡附片 10 g　艾叶 3 g　十剂

【八诊】

月经周期第 16 天，基础体温已升 2 天，基础体温 36.9℃ ~37℃，舌苔正常，沉细脉象已起，食欲大增。为防胞宫阴阳之阳转化过快，治宜滋补少阴。

处方：

当归 15 g　白芍 12 g　川芎 6 g　生熟地各 10 g

黄精 10 g　甘杞子 10 g　石斛 10 g　天麦冬各 10 g

山萸肉 15 g　陈皮 6 g　元胡 10 g

谷麦芽各 20 g　生甘草 5 g　十剂

【九诊】

月经周期第 28 天，高向基础体温已 12 天 37℃，舌脉正常。上次月经有痛经血块，故治宜活血化瘀调经，又恐怀孕，故嘱咐见红后服药。

处方：

当归 15 g　赤芍 12 g　川芎 6 g　桃仁 12 g

乳没药各 6 g　红花 6 g　元胡 12 g　川断 10 g

川牛膝 12 g　失笑散包煎10 g　枳壳 10 g

茺蔚子包煎10 g　生甘草 5 g　五剂

【十诊】

诊一切正常。月经周期第 34 天，高向基础体温已 18 天，较稳定 37℃，舌脉正常。确诊已怀孕，暂不服药，如有不适再来诊治。

## 十三、痛经兼输卵管不畅致不孕

韩某某　女　30 岁　就诊时间：2007 年

【初诊】　3 月 18 日

结婚 4 年余无孕，月经周期 30 ~ 40/7 天，量一般，有些痛经，一般行经前小腹隐痛。近次 2 月 26 日。白带正常，纳偏食，大便每日一次，寐安。面色黄胖，有眼袋。舌苔薄白，质淡，脉沉细。

处方：

生黄芪 20 g　丹党参各 10 g　白术 15 g

山药 15 g　仙灵脾 10 g　巴戟 15 g　川断 10 g

红景天 10 g　枳壳 10 g　元胡 10 g　当归 15 g

鸡血藤 15 g　鸡内金 10 g　生甘草 5 g　七剂

医嘱：即日开始测基础体温。

【二诊】 3月25日

继用上方，5剂。适值月经期考虑有痛经，予提前开调经药（即三五痛经方）5贴。

【三诊】 4月7日

月经于3月30日7/34天，量一般，稍疼，高向基温在36.8℃，行经时基温36.65℃，今基温36.4℃。舌苔薄，质淡，大便2次/日，脉细。

处方：

丹参15 g 党参10 g 白术15 g 山药15 g

仙灵脾15 g 制首乌15 g 枳壳6 g 元胡10 g

当归20 g 赤白芍各10 g 川芎6 g 鸡血藤15 g

甘杞子10 g 黄精10 g 鹿角片10 g 七剂

【四诊】 4月14日

月经周期第13天，低向基温36.45℃，稍偏高。纳正常，大便正常，寐一般，舌苔薄，脉细。治宜守前法。继用上方七剂。

【五诊】 5月4日

月经周期第4天，上期低向基温36.4℃左右，中转期呈爬坡，表明输卵管通而不畅。高向基温36.8℃～

36.9℃。舌苔薄白、质黯，脉细。面色黄，寐安。大便1次/日。经分析基础体温，治宜壮阳兼入性激素中药，提高生理功能。

处方：

丹党参各10 g　白术15 g　山药15 g　当归15 g

赤芍15 g　川芎6 g　鸡血藤15 g　香附10 g

甘杞子10 g　黄精10 g　制首乌15 g　枳壳10 g

元胡10 g　红景天10 g　巴戟15 g　肉苁蓉15 g

仙灵脾15 g　生甘草6 g　七剂

【六诊】　5月12日

月经周期第11天，基温36.4℃～36.5℃，舌苔正常，脉缓。

处方：上方加鹿角片12 g，七剂

【七诊】　5月19日

周期19天，低向基温36.4℃～36.5℃已基本达标，舌苔正常，脉正常。嘱中转期（排卵期）同房。

处方：

当归15 g　白芍10 g　川芎6 g　鸡血藤10 g

甘杞子10 g　黄精10 g　肉苁蓉10 g　红景天10 g

仙灵脾15 g　川断10 g　红藤15 g

生甘草 10 g　七剂

【八诊】　6 月 18 日

周期 38 天，高向基础体温 18 天，基础体温约 36.8℃～36.9℃。从基础体温上已看出有孕，但基础体温 36.8℃低于最佳孕育温度 37℃，需服药三至五剂，促使基础体温达标以达保胎目的。

医嘱：早期孕妇的注意事项。

## 十四、宫寒不孕

黄某　女　33 岁　就诊时间：2008 年

【初诊】　9 月 19 日

结婚后避孕，开放 2 年至今无孕。月经周期 30/5～7 天，量一般，近次 9 月 12 日。平时带下正常。纳食正常，大便日 1 次，寐安。脉细弦。

处方：

当归 20 g　白芍 15 g　川芎 6 g　鸡血藤 15 g

丹参 10 g　白术 15 g　巴戟 15 g　菟丝子 10 g

黄芩 10 g　杜仲 15 g　枳壳 6 g　元胡 10 g

甘杞子 15 g　黄精 10 g　生甘草 10 g　七剂

医嘱：测基础体温

【二诊】 9月26日

月经周期第15天，基温36.2℃~36.3℃，低向基础体温正常，舌苔薄，质红，脉细弦。治宜提高生理功能为主。

处方：上方加仙灵脾15 g、鹿角片10 g。

【三诊】 10月4日

周期第23天，高向7天，波动36.7℃~36.5℃，感冒。舌苔正常，二便正常，脉细弦。分析基础体温为高向基础体温偏低，治宜壮阳提高生理功能。

处方：转上方，加丹党参。

【四诊】 10月18日

月经周期第6天，基础体温36.3℃，舌苔正常，脉缓。治宜守前法。

处方：

黄芪15 g 丹党参各10 g 白术15 g 山药15 g

甘杞子10 g 黄精10 g 肉苁蓉15 g 川芎6 g

鸡血藤15 g 生甘草6 g 枳壳5 g

【五诊】 11月17日

月经周期第36天，高向基础体温36.8℃~36.9℃，已有20天，确诊有孕。因基础体温有低于36.9℃，需服药提高基温，确保孕育。

医嘱：早孕注意事项，且关照孕妇坚持测基础体温三个月。

处方：

党参10 g　白术20 g　山药20 g　杜仲15 g

黄芩10 g　菟丝子15 g　陈皮10 g　生甘草6 g

砂仁5 g　七剂

**【六诊】**　11月23日

基础体温基本都达36.9℃～37.0℃。舌苔正常，脉细弦滑。无需服用任何药物。

**【按语】**

受孕卵子在胞宫内的孕育温度为36.9℃～37.0℃。如胞宫内达不到此孕育温度，受孕卵子将很难发育，极易导致无胎心等早期流产。中医里称为宫寒不孕的基础体温，其高向期体温大多低于36.9℃。

## 十五、月经量少不孕

刘某某　女　24 岁　就诊时间：2008 年

【初诊】　8 月 1 日

曾有人流 2 次，婚后放开八个月未孕。月经周期 30/2～3 天，量少极。近次 7 月 18 日。纳佳，大便 1～2 次/日，寐安。有痔疮，有时出血。白带少。舌苔微黄腻，脉细弦。治宜凉血止血。

处方：

当归 15 g　白芍 15 g　川芎 6 g　鸡血藤 15 g

枳实 15 g　生首乌 15 g　柏子仁 15 g　元胡 10 g

红藤 20 g　萆薢 15 g　紫花地丁 10 g

生甘草 6 g

医嘱：测基础体温

【二诊】　8 月 10 日

舌苔薄白，腻，较上次好转。大便 2～3 次/日，脉弦。基础体温低向稍显偏高。仍守前法。

处方：

萆薢 15 g　瞿麦 10 g　萹蓄 10 g　车前子 10 g

滑石 12 g　木通 6 g　枳实 15 g　元胡 10 g

红藤 15 g　紫花地丁 15 g　当归 20 g

鸡血藤 15 g　生山楂 10 g

【三诊】　8 月 17 日

月经周期第 30 天，高向基础体温已有 14 天，推断有孕。

医嘱：早期孕妇注意事项。

## 十六、痛经不孕

朴某　女　27 岁　就诊时间：2008 年

【初诊】　9 月 12 日

结婚 6 个月无孕，月经 35～37/7 天，量一般，有痛经史。近次 9 月 5 日。纳食一般，大便日 1 次，寐后梦多。舌苔薄，质红，脉细弦。体瘦，90 斤，甲白。带下多，色稍黄。

处方：

当归 20 g　赤白芍各 10 g　川芎 6 g　鸡血藤 15 g

香附 10 g　红藤 15 g　萆薢 15 g　瞿麦 10 g

枳壳 10 g　元胡 10 g　银花 15 g　巴戟 15 g

红景天 10 g　仙茅 15 g　杜仲 15 g　生甘草 6 g　七剂

医嘱：测基础体温。

【二诊】　9 月 21 日

舌苔薄，质红，近次月经 9 月 5 日，脉好转。治宜健脾和胃，养血生津。

【三诊】　10 月 31 日

高向基温 36.8℃～36.9℃，已有 12 天，推断已孕。因人较瘦弱，需健胃强健身体以孕养胎儿。

处方：

党参 10 g　白术 15 g　山药 50 g　北黍米 30 g

鸡内金 10 g　陈皮 10 g　杜仲 15 g　黄芩 10 g

谷麦芽 15 g　菟丝子 15 g　姜 5 g

并预开苎麻根 50 g，5 贴。见红，苎麻根与银器同煮，取药液如茶频频服有奇效。

## 十七、月经不定期不孕

钱某某　女　40 岁　就诊时间：2008 年

【初诊】　8 月 22 日

月经 6 月 10 日来潮后至今未潮。纳食正常，寐不实。舌苔薄白，齿型，脉细。治宜壮阳提高生理功能。

处方：

当归 15 g　赤芍 15 g　川芎 6 g　巴戟 15 g

仙茅 15 g　香附 10 g　桃仁 10 g　红花 6 g

枳壳 10 g　元胡 10 g　川断 10 g　生牛膝 10 g

丹党参各 10 g　白术 15 g　生茜草 10 g　生甘草 10 g

另：鹿茸片 3 合，紫河车 50 g，高丽白参 30 g，磨粉做成丸，每日二至三粒。

医嘱：测基础体温。

【二诊】　8 月 29 日

月经于 8 月 25 日来潮，量一般，舌苔正常，脉好转。宜守前法。

处方：转上方。

【三诊】　9 月 5 日

周期第 14 天，基础体温今由低向转高向，基础体温显示排卵。舌苔薄白，脉细沉。仍守前法治疗。嘱同房。

处方：上方加黄芪 30 g。

【按语】

一个月后来报有喜。

## 十八、人为因素不孕（长期服食避孕药）

童某某　女　29 岁　就诊时间：2008 年

【初诊】　5 月 3 日

结婚 5 年，初服避孕药，近已放开有年而无孕。月经周期 40/4～5 天，量较多，色正常。行经前少腹稍有痛感，近次月经 4 月 20 日。纳食正常，大便日 1 次，寐安。白带不多。舌苔正常，脉虚沉细。

处方：

黄芪 20 g　丹党参各 10 g　白术 15 g　山药 15 g

巴戟 15 g　仙灵脾 15 g　枳壳 10 g　元胡 10 g

当归 15 g　赤芍 10 g　川芎 6 g　鸡血藤 15 g

甘杞子 10 g　黄精 10 g　生甘草 6 g　七剂

医嘱：测基础体温

【二诊】　5 月 10 日

月经周期第 20 天，基础体温已升 5 天，36.6℃～36.7℃，舌苔正常，脉细弦。分析基础体温，高向偏低，显示胞宫阴阳阳虚，治宜壮阳固体。

处方：转上方，七剂。

【三诊】 5月17日

月经周期27天，高向36.7℃有6天，36.85℃～36.9℃有6天。舌苔正常，尖红。脉缓。

处方：转上方。

医嘱：有可能怀孕，这几天避免同房。

【四诊】 5月23日

周期第33天，现高向基础体温有18天，初始高温偏低为36.7℃有6天，36.8℃～36.9℃有6天，近期37℃。舌苔正常，脉细弦。确诊已孕。如基础体温达不到36.9℃以上，服如下保胎药。另嘱其坚持测基础体温及早孕的一些注意事项。

处方：

党参10 g　白术15 g　山药15 g　黄芩10 g

杜仲15 g　川断10 g　当归15 g　陈皮10 g

菟丝子15 g　生甘草6 g　甘杞子10 g

砂仁3 g　七剂

# 附录一　调治胞宫阴阳的常用药物举例

## 一、壮阳抑阴药物（性激素药物）

凡药物偏于温热且能增强性欲，促进发育的中成药或中药饮片，可应用于发育不健全、性功能衰弱、闭经、经行后期、交媾乏能、阳萎，且于基础体温中明显反映出基础体温偏低的阳虚患者，可选择下列中药二三味与其他调经药物配伍使用。

鹿茸　鹿鞭　鹿角胶　鹿胎胶　人参　海狗肾

巴戟天　补骨脂　桑螵蛸　仙灵脾　肉苁蓉

阳起石　锁阳　菟丝子　沙苑疾黎　仙茅

石楠叶　蛇床子　覆盆子　韭菜子　紫河车

## 二、补阴抑阳药物（止性激素药物）

凡药物偏于寒凉，且能抑制性欲冲动，延长月经周期的中成药或中药饮片，可应用于经行先期、性欲旺盛、性欲不退（强中）、热性崩漏，且于基础体温曲线上明显反应出偏高偏短，阴虚阳亢者，可选择下例药物中几味，与其他调经药配伍使用。

知母　石膏　生大黄　生地　龟板　鳖甲
山栀　地肤子　泽泻　黄柏　丹皮

## 三、补气药物

人参　黄芪　生晒参　佛手　陈皮　枸橘　枳壳

## 四、补血药物

龙眼　当归　鸡血藤　山茱萸　首乌　灵磁石
熟地　云母片　穿山甲

## 五、生津药物

芦根　天花粉　石解　生地　玄参　沙参　天冬
麦冬　鳖甲　龟板　茅根　荸荠　黄精　玉竹

## 六、收缩子宫类药物

贯仲　益母草　枳壳　元胡　红花　川芎

蒲黄　鹿含草　马鞭草

## 七、活血通经药

当归　赤芍　川芎　茺蔚子　艾叶　泽兰　月季花

桃仁　五灵脂　丹参　乳香　没药　干漆　刘寄奴

血竭　生川牛膝　莪术　三棱　穿山甲片　卫茅

续随子　急性子　凌霄花　虻虫　水蛭　地鳖虫

麝香　生香附

## 八、止血类药物

血余炭　陈棕炭　藕节炭　贯仲炭　地榆炭

小蓟炭　仙鹤草　苎麻根　阿胶珠　三七

龟板胶　乌贼骨　牡蛎　龙骨

## 九、止痛类药物

延胡索（元胡）　白芷　藁本　独活　乌药

# 附录二　测量基础体温的方法

1．置备一口腔电子体温计。

2．临睡前将温度计放于床侧枕边或茶几上。

3．每晨醒后，即刻置于口腔舌头下测量体温。如能于每晨固定时间（5 时 ~7 时）测温更具医用价值。

4．测基础体温前不要有起床、大小便、说话等动作，应静卧。测量后将基础体温记入表内。

5．如有性生活，应于表内注明。

6．感冒、饮酒、迟睡、失眠等等情形往往影响基础体温，应于备注项内写明，以作参考。

7．周期中如有短暂之下腹隐痛、阴道点滴渗血、白带突增、性感受增强等情形，可能与排卵有关，亦应于备注项内注明。

8. 应坚持每日测量基础体温两月或两月以上，对不孕不育之诊治始能有助。

9. 每一月经周期使用一表格，自表格之左侧开始记载，并以×表示月经来潮，一页表格可供三次周期之用。

10. 图表应以下列方式记载。

徐氏标准基础体温

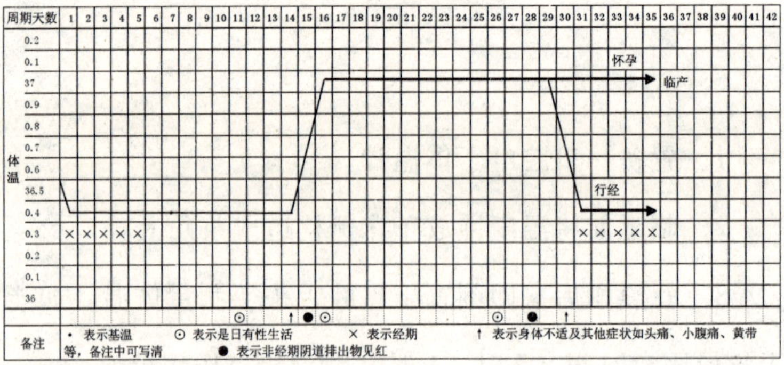

# 基础体温测定表

姓　　名　　　　　　　　门 诊 号
　　　　　　　　　　　　住 院 号

诊　　断　　　　　　　　月经周期

子宫内膜

||||||||||||||||||||||||||||||||||||||||||||
|---|---|---|---|---|---|---|---|---|---|---|---|---|---|---|---|---|---|---|---|---|---|---|---|---|---|---|---|---|---|---|---|---|---|---|---|---|---|---|---|---|---|---|
|年||||||||||||||||||||||||||||||||||||||||||
|月||||||||||||||||||||||||||||||||||||||||||
|日||||||||||||||||||||||||||||||||||||||||||
|周期|1|2|3|4|5|6|7|8|9|10|11|12|13|14|15|16|17|18|19|20|21|22|23|24|25|26|27|28|29|30|31|32|33|34|35|36|37|38|39|40|41|42|
|·2||||||||||||||||||||||||||||||||||||||||||
|·1||||||||||||||||||||||||||||||||||||||||||
|37.0||||||||||||||||||||||||||||||||||||||||||
|体 ·9||||||||||||||||||||||||||||||||||||||||||
|·8||||||||||||||||||||||||||||||||||||||||||
|·7||||||||||||||||||||||||||||||||||||||||||
|·6||||||||||||||||||||||||||||||||||||||||||
|36.5||||||||||||||||||||||||||||||||||||||||||
|温 ·4||||||||||||||||||||||||||||||||||||||||||
|·3||||||||||||||||||||||||||||||||||||||||||
|·2||||||||||||||||||||||||||||||||||||||||||
|·1||||||||||||||||||||||||||||||||||||||||||
|36.0||||||||||||||||||||||||||||||||||||||||||
|备注||||||||||||||||||||||||||||||||||||||||||

||||||||||||||||||||||||||||||||||||||||||||
|---|---|---|---|---|---|---|---|---|---|---|---|---|---|---|---|---|---|---|---|---|---|---|---|---|---|---|---|---|---|---|---|---|---|---|---|---|---|---|---|---|---|---|
|年||||||||||||||||||||||||||||||||||||||||||
|月||||||||||||||||||||||||||||||||||||||||||
|日||||||||||||||||||||||||||||||||||||||||||
|周期|1|2|3|4|5|6|7|8|9|10|11|12|13|14|15|16|17|18|19|20|21|22|23|24|25|26|27|28|29|30|31|32|33|34|35|36|37|38|39|40|41|42|
|·2||||||||||||||||||||||||||||||||||||||||||
|·1||||||||||||||||||||||||||||||||||||||||||
|37.0||||||||||||||||||||||||||||||||||||||||||
|体 ·9||||||||||||||||||||||||||||||||||||||||||
|·8||||||||||||||||||||||||||||||||||||||||||
|·7||||||||||||||||||||||||||||||||||||||||||
|·6||||||||||||||||||||||||||||||||||||||||||
|36.5||||||||||||||||||||||||||||||||||||||||||
|温 ·4||||||||||||||||||||||||||||||||||||||||||
|·3||||||||||||||||||||||||||||||||||||||||||
|·2||||||||||||||||||||||||||||||||||||||||||
|·1||||||||||||||||||||||||||||||||||||||||||
|36.0||||||||||||||||||||||||||||||||||||||||||
|备注||||||||||||||||||||||||||||||||||||||||||

||||||||||||||||||||||||||||||||||||||||||||
|---|---|---|---|---|---|---|---|---|---|---|---|---|---|---|---|---|---|---|---|---|---|---|---|---|---|---|---|---|---|---|---|---|---|---|---|---|---|---|---|---|---|---|
|年||||||||||||||||||||||||||||||||||||||||||
|月||||||||||||||||||||||||||||||||||||||||||
|日||||||||||||||||||||||||||||||||||||||||||
|周期|1|2|3|4|5|6|7|8|9|10|11|12|13|14|15|16|17|18|19|20|21|22|23|24|25|26|27|28|29|30|31|32|33|34|35|36|37|38|39|40|41|42|
|·2||||||||||||||||||||||||||||||||||||||||||
|·1||||||||||||||||||||||||||||||||||||||||||
|37.0||||||||||||||||||||||||||||||||||||||||||
|体 ·9||||||||||||||||||||||||||||||||||||||||||
|·8||||||||||||||||||||||||||||||||||||||||||
|·7||||||||||||||||||||||||||||||||||||||||||
|·6||||||||||||||||||||||||||||||||||||||||||
|36.5||||||||||||||||||||||||||||||||||||||||||
|温 ·4||||||||||||||||||||||||||||||||||||||||||
|·3||||||||||||||||||||||||||||||||||||||||||
|·2||||||||||||||||||||||||||||||||||||||||||
|·1||||||||||||||||||||||||||||||||||||||||||
|36.0||||||||||||||||||||||||||||||||||||||||||
|备注||||||||||||||||||||||||||||||||||||||||||

※本表工本费2元

# 采用中医理论解说基础体温
# 用纯中药调治病态基础体温
# 苏州王鸿翥药店坐堂诊所
# 注册中医徐友文

育龄期女子月经周期中的基础体温被发现后，因测定方法简单、科学、诊断疾病可靠、经济、方便，故能迅速普及于各大医院的妇科临床中。西医证实：孕激素能通过中枢神经系统，使基础体温提高0.3–0.7度。基础体温又可作为排卵的标志；排卵后基础体温由低相转化为高相。所以认定基础体温的高与低、持续时间的长与短，是由该女子生殖系统中诸如雌激素、孕激素等多种内分泌产出的多寡、相互转化程度决定的，故在临床中根据病态基础体温，选择相应激素药来进行直接调节，这一方法从理论上讲是无懈可击的，但在临床上却有诸多不尽人意之处，因为人体毕竟不是化工实验室。

中医药调经已有几千历史，但到目前为止中药尚无具体激素可言。中药能否直接调治病态基础体温？笔者为此历几十年的探索，终于从中医理论中的阴阳学说及阴阳图象中解出基础体是由：女子月经周期中胞宫阴阳的气血物质，在阴阳转化过程中所感应出的温度，所以说基础体温对中医而言，仅是胞宫阴阳转化曲线而已。再用阴阳图像作详细探究，进一步证实了胞宫阴阳与脏腑阴阳之间，有牢不可分的内在联系。故在临床上可根据病态基础体温，直接看出胞宫阴阳与脏腑阴阳的盛衰程度，用纯中药顺阴阳转化规律，调补胞宫阴阳和脏腑阴阳，来校正病态基础体温，达到调经、治疗妇科疾病、及治疗妇女不孕的目的。实践证明此法具有辩证正确、用药少、疗效好、尤其对妇女不孕的治疗具有速度快、成功率高、副作用小的优势，曾有论文发表于全国妇科学术交流大会、江苏省中西医学会学术交流大会、苏州吴门中医研究期刊上。

## 测量基础体温的方法

1、置备一摄氏体温表（最好用电子温度计），掌握读表方法。
2、将温度表放于床侧小几上，每晚临睡前将水银柱挥低。
3、每晨醒后，即刻测量体温（应放置口内5分钟）如能于每晨固定时间（5时–7时）测温更佳，测温前严禁起床、大小便、吸烟、进食、谈话等，测量后将体温记入本表内。
4、如有性生活，应于表内注明。
5、感冒、饮酒、迟睡、失眠等等情形，往往影响体温，应于备注项内写明，以作参考。
6、周期中如有短暂之下腹隐痛、阴道点滴渗血、白带突增、性感受增强等情形，可能与排卵有关，亦应于备注项内注明。
7、应坚持每日测量体温两月或两月以上，对不育之诊疗始能有助。
8、每一月经周期使用一表格，自表格之左侧开始记载，并以×表示经期开始，前页表格可供三次周期之用。

图表应于下列方式记载：

## 徐氏标准基础体温

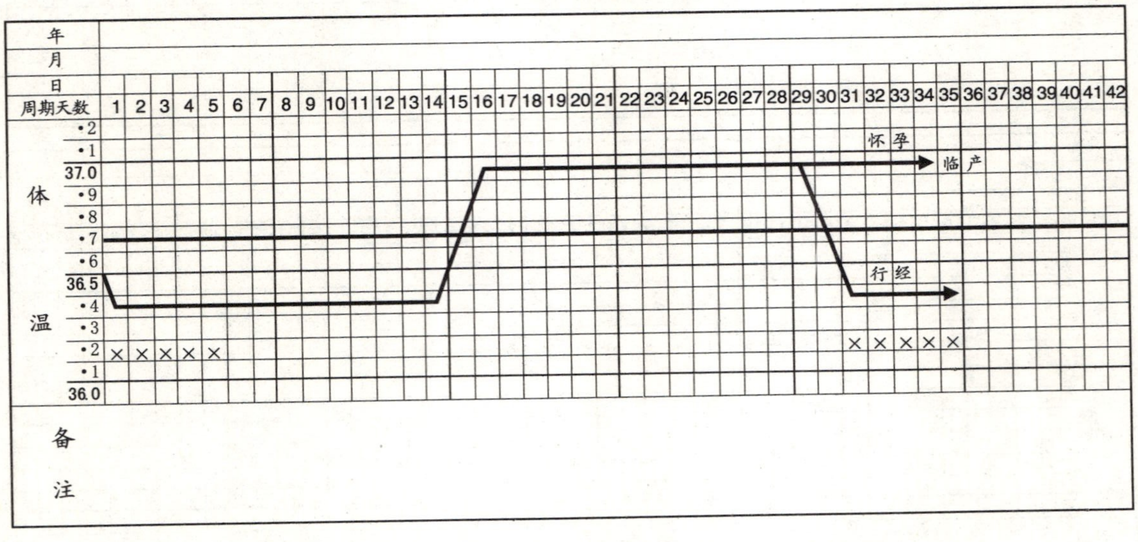


· 表示体温　　⊙ 表示是日有性生活，注明时间

× 表示经期　　↑ 表示身体不适及其他症状等